KB246707

나를 찾아 떠나는 여행

Little Windows into Art Therapy

; Small Openings for Beginning CHES

초보 보건교육사(certified health education specialist)를 위해

살짝 열린 미술치료실의 작은 창문 들여다보기

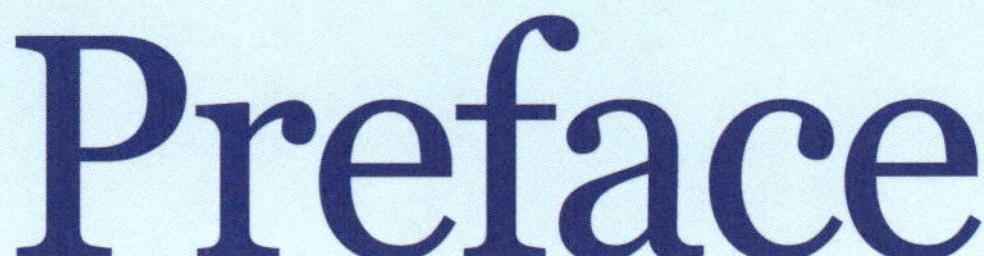

Preface
감사의 글

　　인간은 누구나 행복하게 병에 걸리지 않고 오래오래 잘 살기를 원하고 있으며 이를 목표로 일생 동안 나름대로 열심히 생활하고 있다. 한편 인류의 역사는 질병과 투쟁의 역사라고도 할 수 있다고 했다. 질병은 우리 인간에 있어 삶의 질을 높이는 데 가장 큰 장애 요인이다. 삶의 질과 관련된 21세기의 환경은 나날이 복잡해지고 있으며 급속한 보건산업의 발달로 국민 건강증진을 위한 국민보건의식 수준 향상의 중요성이 강조되어지고 있다. 현대사회는 의학의 발달로 평균수명이 연장되면서 정서를 환기시키기 위해 일상생활능력 향상에 도움을 주는 미술치료를 적용함으로써 소외감을 줄이고 삶을 긍정적으로 받아들이게 하는 효과를 누리고자 한다.

　　미술치료는 미술과 심리학의 결합이다. 특히 말로써 감정이나 경험을 표현하기 어려워하는 이는 미술이라는 방법으로 정서를 표현할 수 있다. 심리적 충격을 안겨주는 사건들을 경험한 사람들에게 큰 도움이 될 수 있다. 고통스러운 일을 겪은 사람들은 그림을 그리거나 만들기를 통해 심리적인 안정을 얻을 뿐만 아니라 자신이 경험한 것에 대해 더 자세히 전달하고 정리할 수가 있다. 학대를 받거나 폭력적인 사건을 경험했을 때 말하는 것 자체가 공포나 불안을 일으킬 수 있는데 미술은 그러한 사람의 불안을 감소시키면서 감정을 표현할 수 있게 한다. 미술치료는 우울증이나 외상 후 스트레스 증후군, 불안, 적응의 어려움을 경험하는 사람의 심리 치료에 유익하나, 단지 질환을 가진 환자로써가 아니라 삶의 적응 과정에서 괴로워하는 사람이라는 시각으로 미술치료를 진행한다.

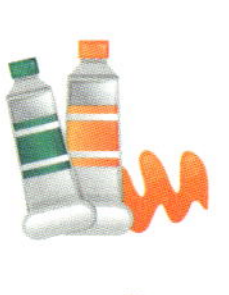
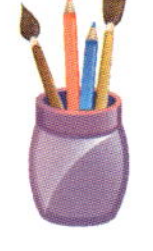
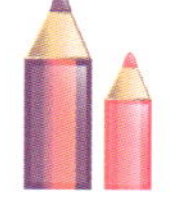
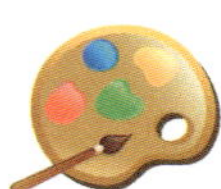

미술치료실습

　보건교육의 목표는 사람들로 하여금 자신의 건강문제와 요구를 정확하게 파악하고 이들 문제 해결과 요구 충족을 위해 가지고 있는 자원을 최대한 동원하며, 부족한 경우에는 외부의 지원을 받아 자신들이 할 수 있는 것을 깨닫게 한 다음 건강유지 및 삶의 질 향상을 위해 어떤 행동을 할 것인지 가장 적절한 결단을 내리게 하는 데 있다. 그러한 보건교육이 효과적으로 실행되기 위해서는 지역주민의 건강수준과 생활양식을 비롯한 보건에 관한 요구도를 파악한 다음 그에 상응하는 내용으로 보건교육이 이루어져야 한다. 올바른 보건교육을 위해 1995년 건강증진법이 개정되어 보건교육사라는 전문 인력의 필요성을 인식하게 되었다. 지역사회 대상자의 건강을 위해 보건교육사 역할의 중요성이 커지면서 보건교육사 자신의 건강도 중요하다. 이에 미술치료를 통해 먼저 보건교육사 자신의 건강을 돌보아 봄으로써 모든 대상자의 건강을 위해 역할을 수행하는데 이 책이 조금이나마 도움이 되었으면 한다.

　미술치료사이자 임상감독자이며 사우스 웨스턴 대학(southwestern college)에서 미술치료를 가르치고 있는 드보라 슈로더(deborah schroder)교수의 little windows into art therapy: small openings for beginning therapists에서 착안하여 이 책은 보건교육사(certified health education specialist)공부를 시작하는 모든 이에게 자기 자신를 먼저 돌아보는 계기가 되었으면 한다.

　미술치료사로써 처음 입문할 때 스승이신 최외선 교수님께서 "미술치료사는 자신이 미술치료의 도구이므로 꾸준히 노력해야 한다"고 말씀하셨다. 이 말씀을 늘 가슴에 새기면서 최외선 교수님의 미술치료기법 책을 토대로 미래의 보건교육사들을 위해 미술치료 이해에 도움이 되도록 미술치료 실습서를 출간하게 되었다. 책이 나올 수 있도록 도움을 주신 군자출판사 모든 분들께 감사드린다.

Contents
차 례

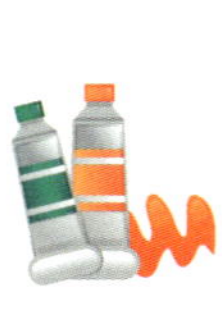

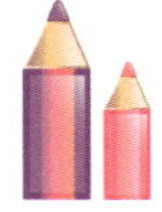
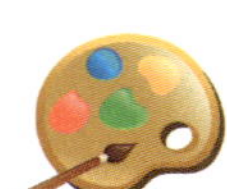

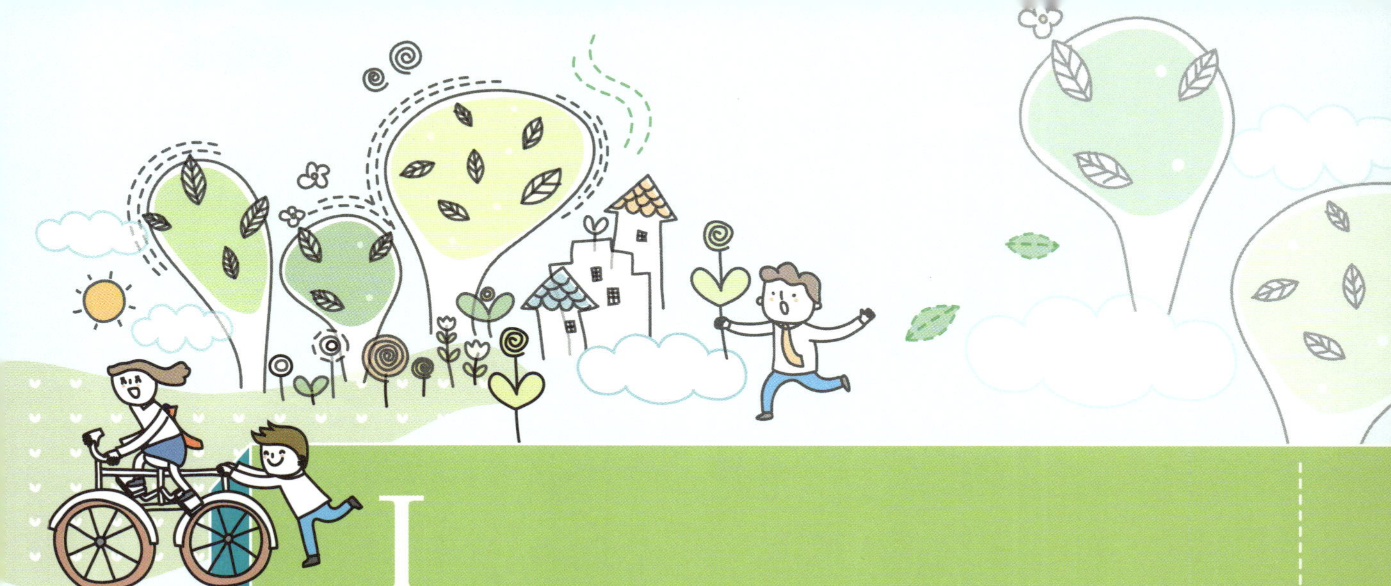

I

내 안의 나는 누구인가?

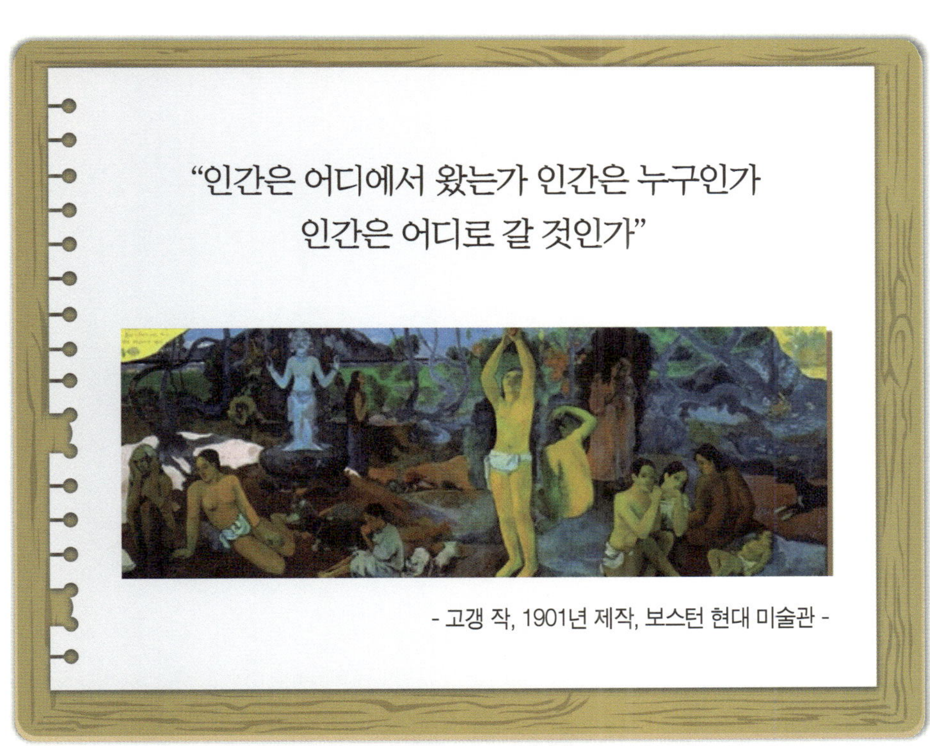

- 고갱 작, 1901년 제작, 보스턴 현대 미술관 -

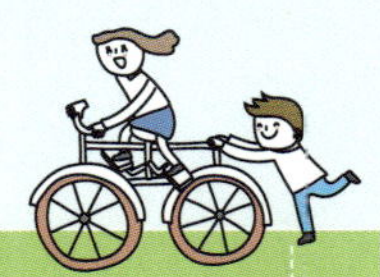

①

나는 누구?

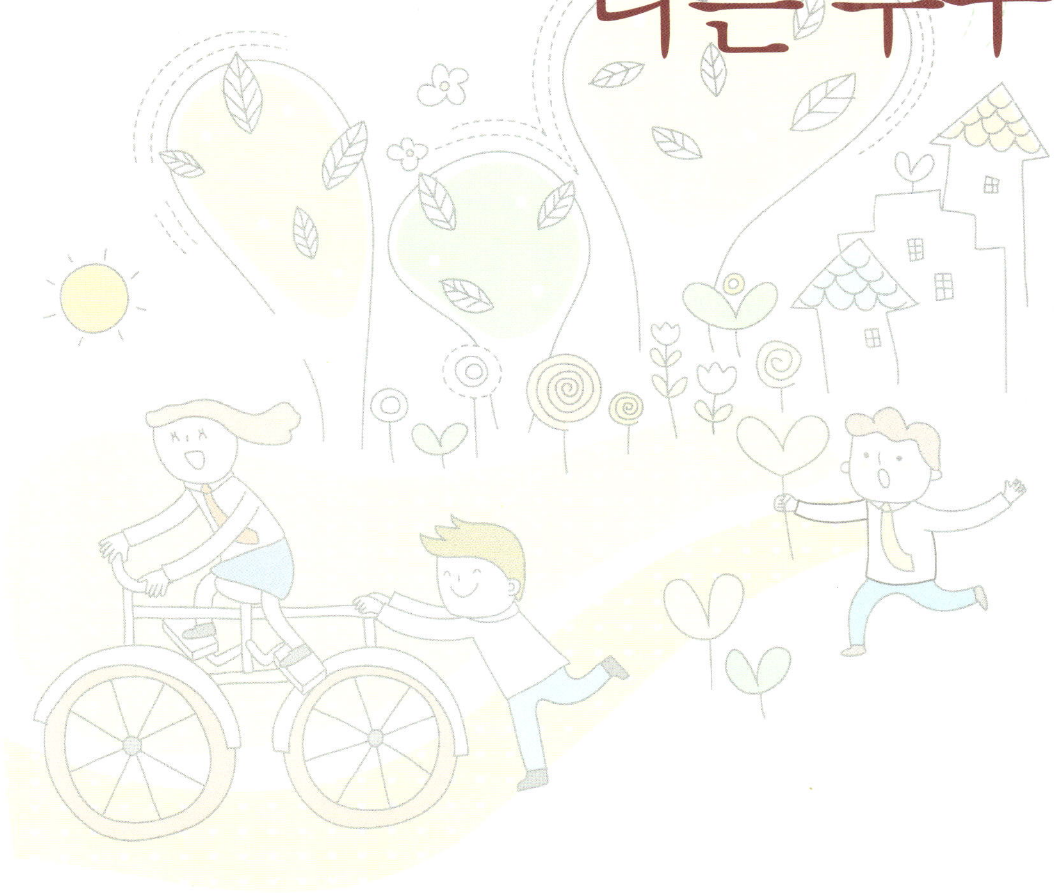

❶ 나는 누구?

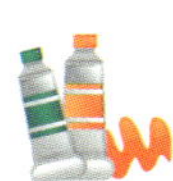 **대상자** : 아동, 청소년, 성인, 개인, 집단

 **목적**

- 치료 전 나 자신에 대해 알 수 있다.
- 자신의 존재, 정체성, 가족, 주위의 상황에 대해 안다.
- 자신의 심리적 특성을 의식한다.

 **적용시기** : 초기

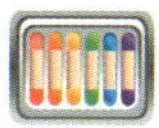 **준비물** : 필기도구, 색연필

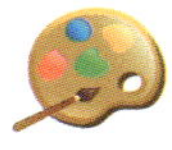 **시간** : 30분

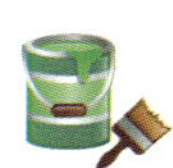 **활동**

- 치료사는 도입단계에서 시도한다.
- 그림과 자기소개서를 통해 자기를 소개한다.
- 자기 소개서 형식으로 자신의 심경 또는 삶의 환경 등 자신을 표현한다.

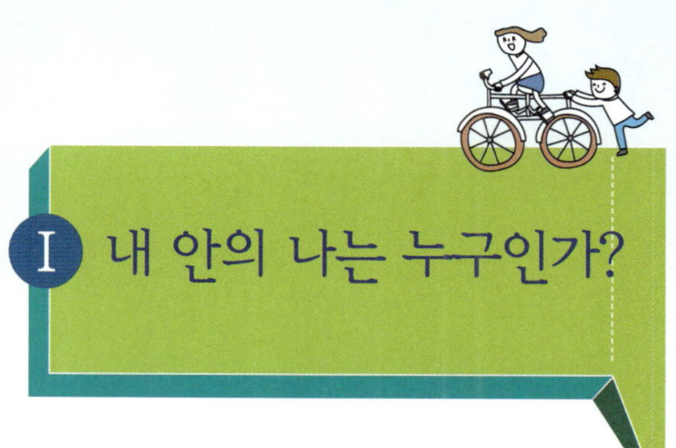

②

명함 만들기

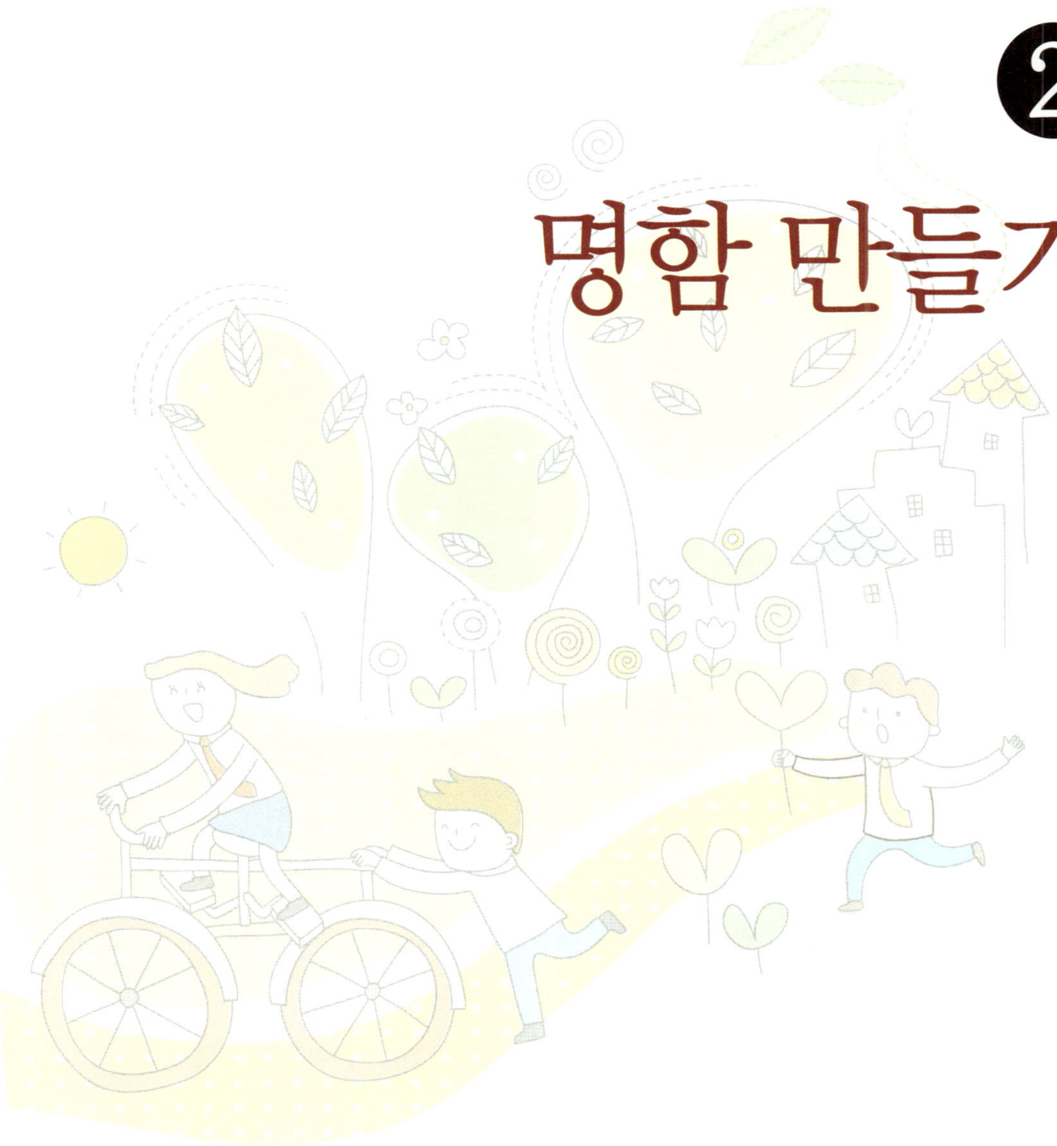

❷ 명함 만들기

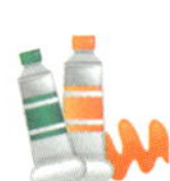 **대상자** : 아동, 청소년, 성인, 개인, 집단

 **목적**

- 초기 치료에서 어색함이나 낯설음을 감소한다.
- 자신의 이름, 관심, 관계, 성향에 대해 소개한다.
- 명함놀이를 통해 집단원의 성향과 특징을 빠른 시간에 파악할 수 있다.
- 자신의 성향과 특성에 대해 스스로 인식한다.

 **적용시기** : 초기

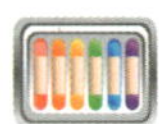 **준비물** : 켄트지, 필기도구, 색연필, 자, 가위

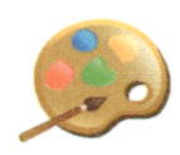 **시간** : 60분

 **활동**

- 치료사는 도입단계에서 시도한다.
- 켄트지를 명함크기로 등분하여 자신의 이름을 쓴다.
- 첫 번째 장에는 자신의 본래의 이름 대신 별명, 애칭, 소원하는 이름, 예명을 적어도 된다.
- 작업을 마친 후 모여서 서로의 명함을 교환한다.
- 두 번째 장에는 서로 교환한 명함을 부쳐두도록 한다.
- 명함에 나타난 의미에 대해 서로 의견이나 느낌을 나눈다.

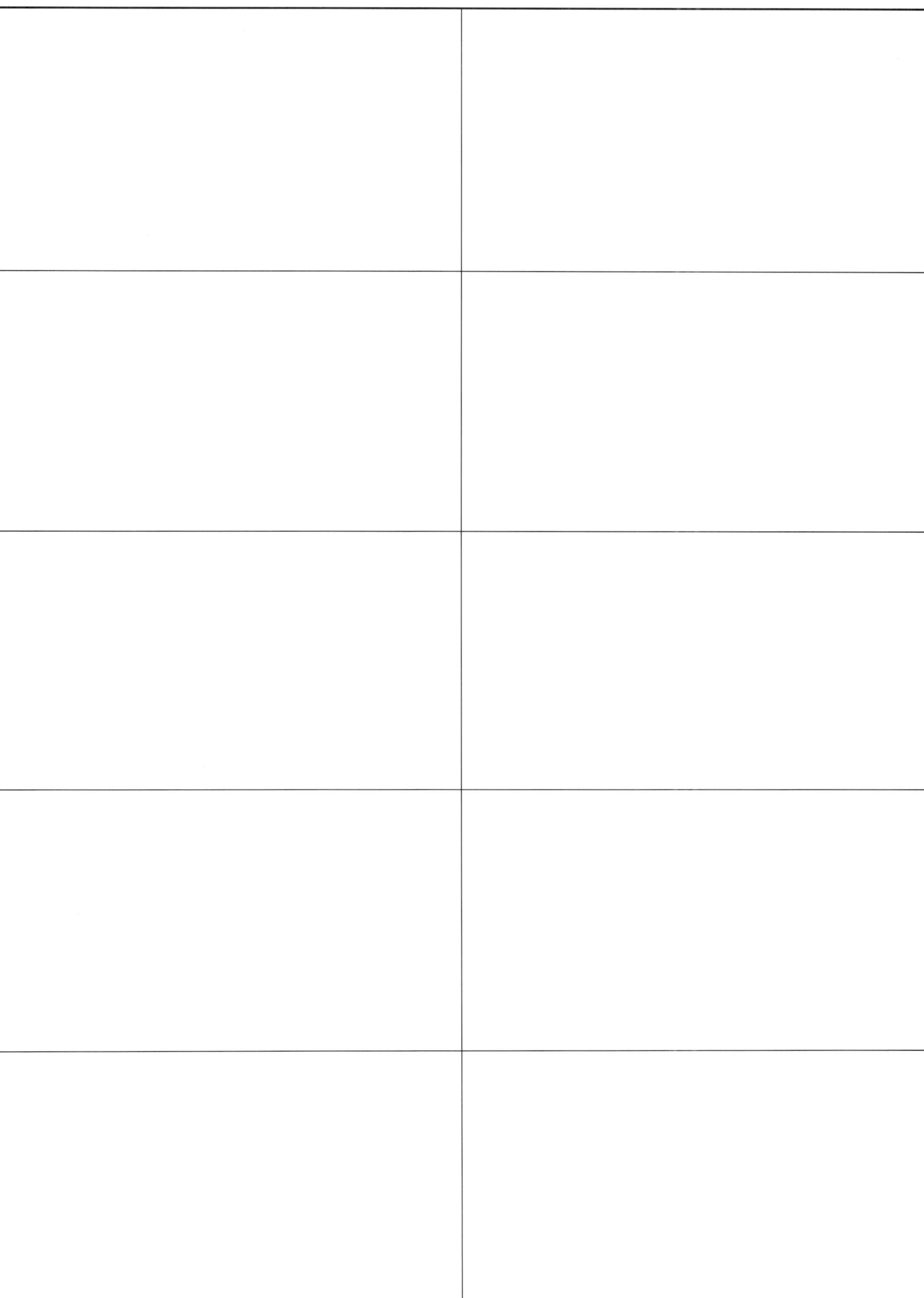

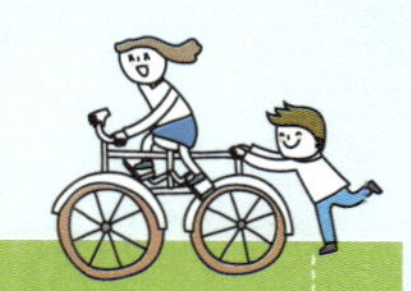

③

진단하기
(집–나무–사람 그림)

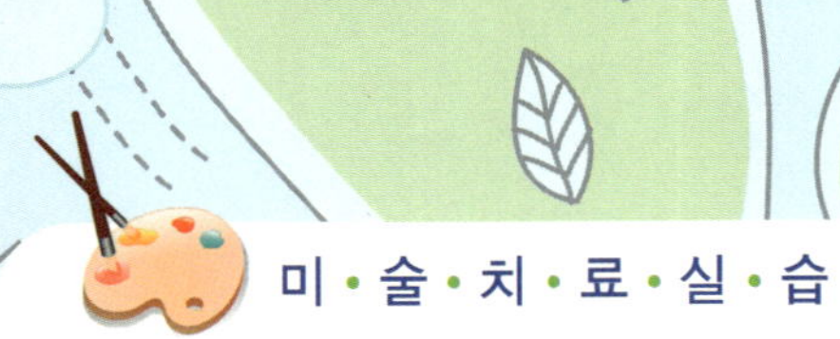

❸ 진단하기(집-나무-사람 그림)

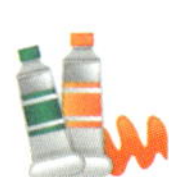

대상자 : 아동, 청소년, 성인, 개인

목적

- 내담자의 상태와 성격 그리고 가정에 대한 지각을 알아본다.

적용시기 : 초기

준비물 : A4용지 4장, 연필(4B연필), 지우개

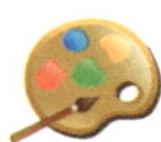

시간 : 60분

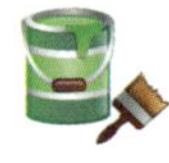

활동

- 종이에 1~4까지 번호를 적는다.
- 한 장의 종이에 하나씩 모두 4장의 그림을 그린다.
- 검사지 한 장을 가로로 제시하여 집을 그린다.
- 두 번째 장은 세로로 제시하여 나무를 그린다.
- 세 번째 장은 세로로 제시하여 사람을 그린다(단, 막대 인물상이나 만화사람이 아닌 것처럼 그리지 말고 사람 전체를 그린다).
- 네 번째 장은 세로로 제시하여 세 번째 장의 사람과 반대되는 사람을 그린다.
- 다 그리고 난 다음 각각에 대해 질문한다.

1

3

4

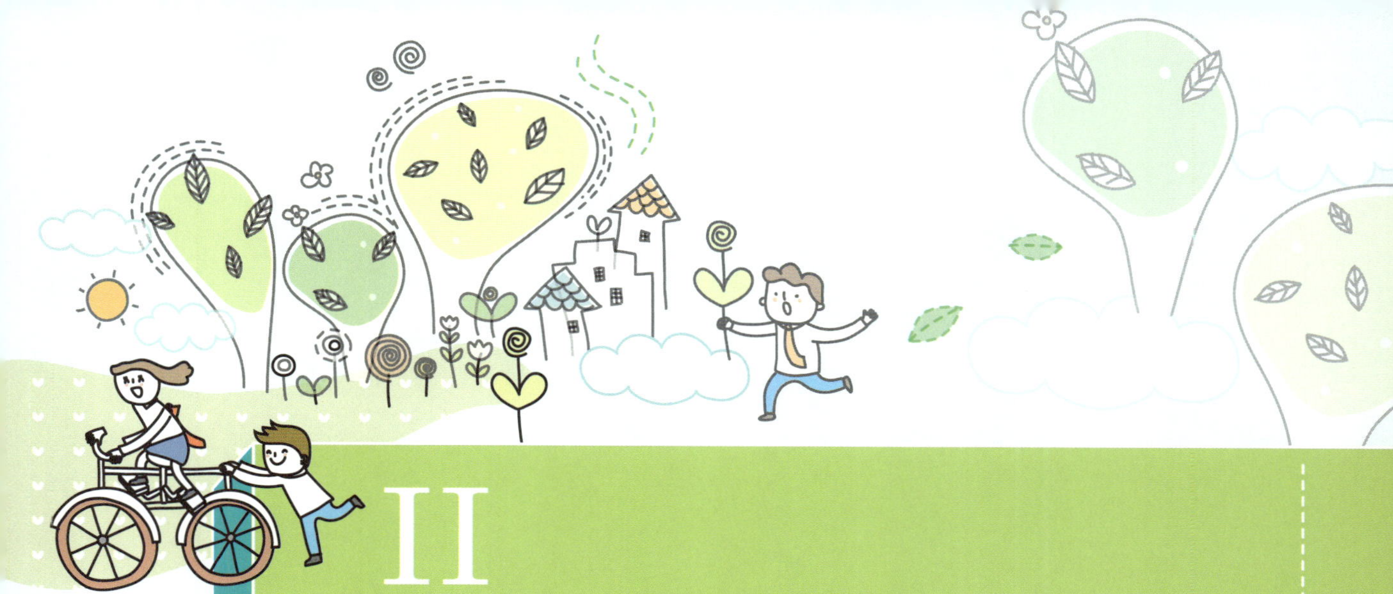

II

관계 속의 나

Little Windows Into Art Therapy: Small Openings for Begining CHES

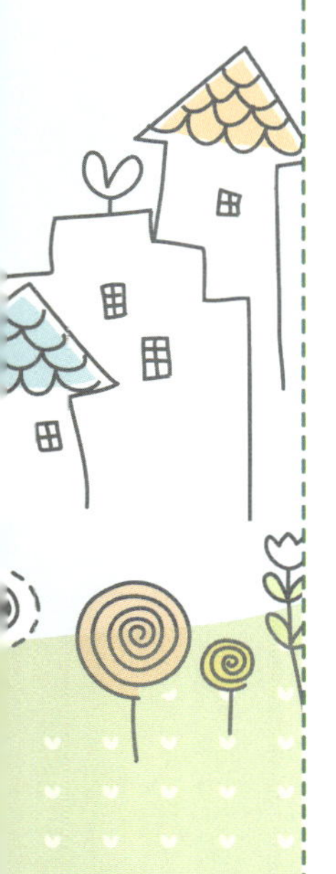

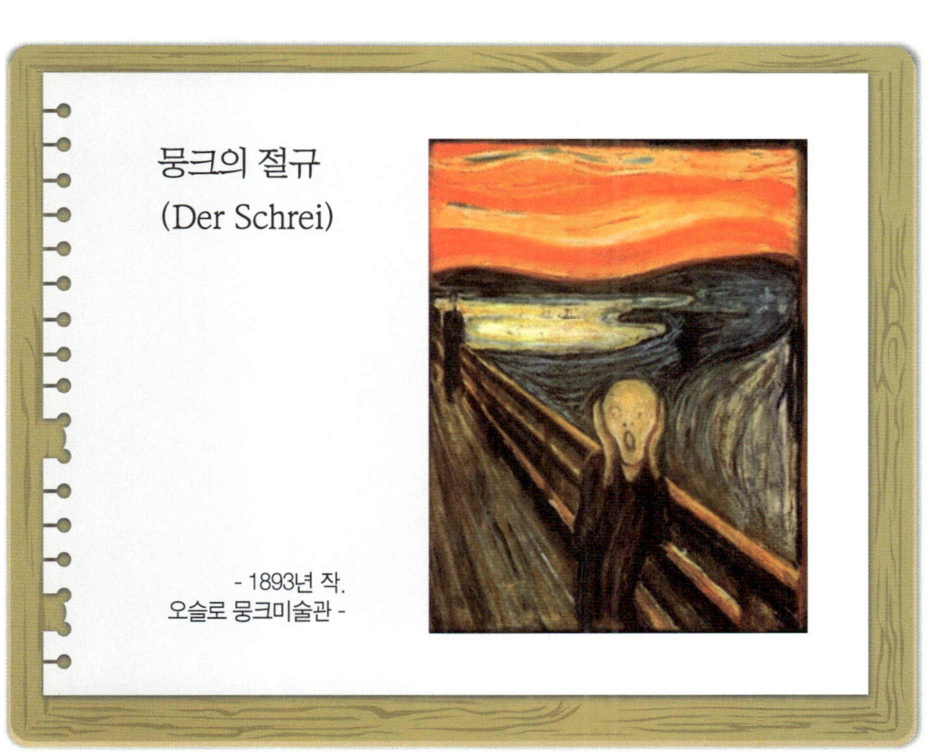

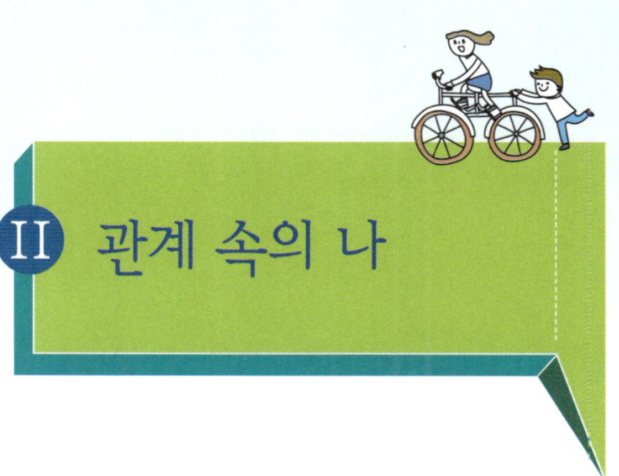

① 소시오그램

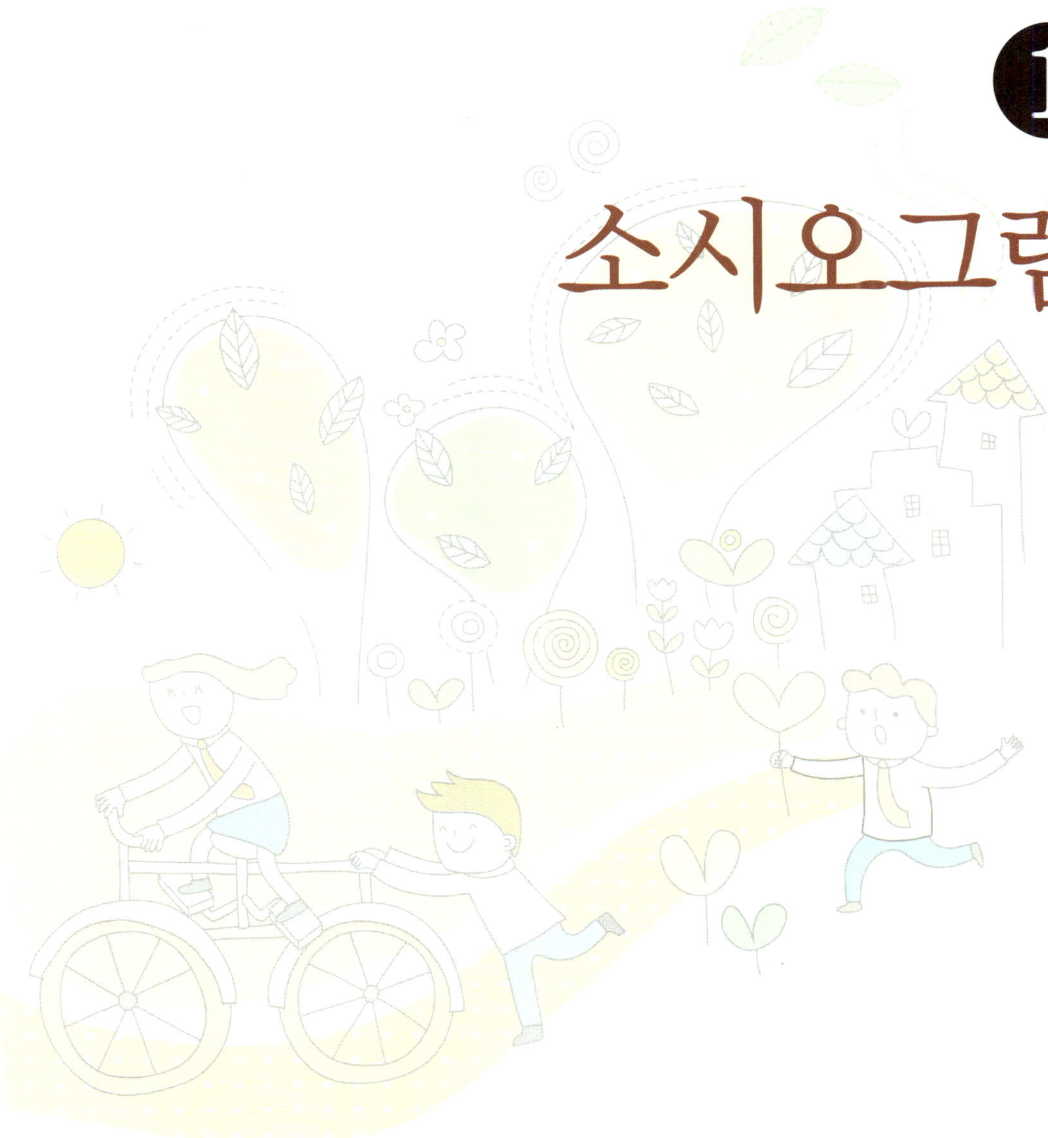

❶ 소시오그램

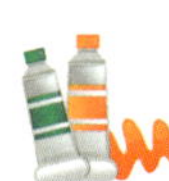 **대상자** : 아동, 청소년, 성인, 개인

 **목적** : 미술짝

- 내담자의 삶에서 중요한 사람들을 어떻게 볼 것인가 하는 통찰력을 길러준다.

 **적용시기** : 초기

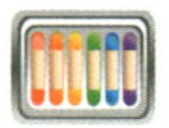 **준비물** : 종이(다양한 크기의 종이), 색연필

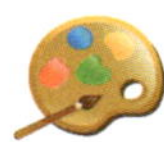 **시간** : 60분

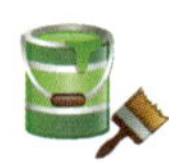 **활동**

- 양식지를 제공하여 하트 안에 자기 자신을 나타내는 이미지를 그리게 한다.
- 내담자가 가장 중요하다고 생각하는 사람의 이름은 하트 밖의 첫 번째 원에 적고, 그 사람에 대해 연상되는 이미지를 그리게 한다.
- 그 다음으로 중요하다고 생각하는 사람의 이름을 그 다음 원에 적고, 연상되는 이미지를 그리게 한다.
- 각 원안에 있는 사람들에 대해서 내담자와 이야기를 나눈다.

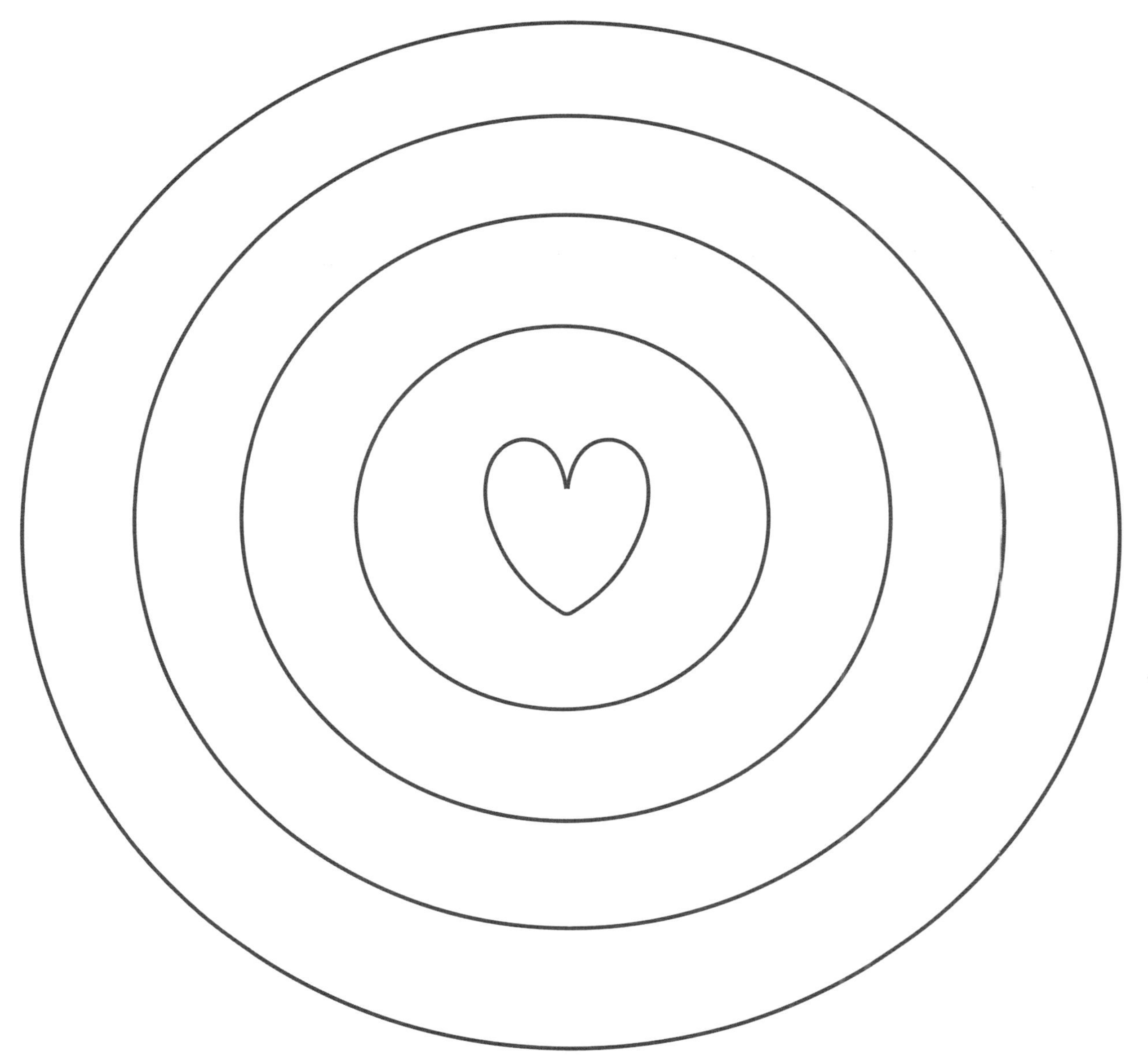

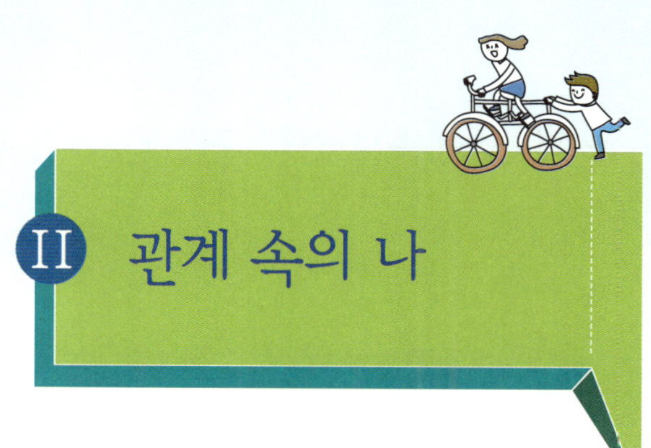

②

내 인생의
중요한 세 사람

❷ 내 인생의 중요한 세 사람

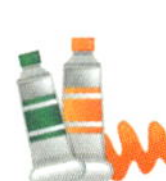 **대상자** : 아동, 청소년, 성인, 개인

 **목적**

- 내담자의 대인관계에서의 영향을 살펴보고, 삶에 중요한 영향을 미치는 사람에 대해 알아보고 이해를 돕는다.

 **적용시기** : 초기

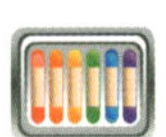 **준비물** : 크레파스, 색연필, 사인펜, 켄트지

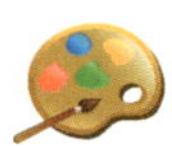 **시간** : 60분

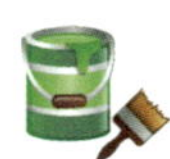 **활동**

- 마음을 편안하게 이완시킨다.
- 조용히 눈을 감고 살아오면서 만난 수많은 사람들을 생각해 본다.
- 긍정적인 영향을 준 사람을 머릿속으로 그려 본다.
- 나를 힘들게 하거나 방해를 한 사람도 머릿속으로 그려 본다.
- 어떤 사람이 생각나나요?
- 떠오르는 사람 중 긍정적이든, 부정적이든 자신에게 영향을 미친 사람들 중 세 사람만 떠올린다(5분 정도 생각할 수 있도록 시간을 준다).
- 내 마음에 떠오르는 사람에 대한 이미지를 그림으로 표현 하도록 한다.

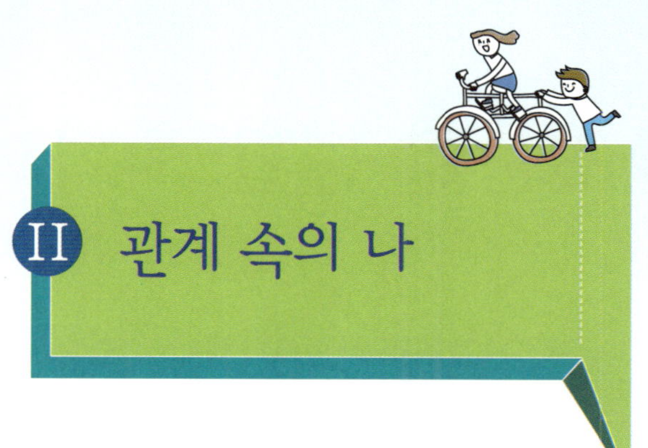

3

9분할 통합 회화법

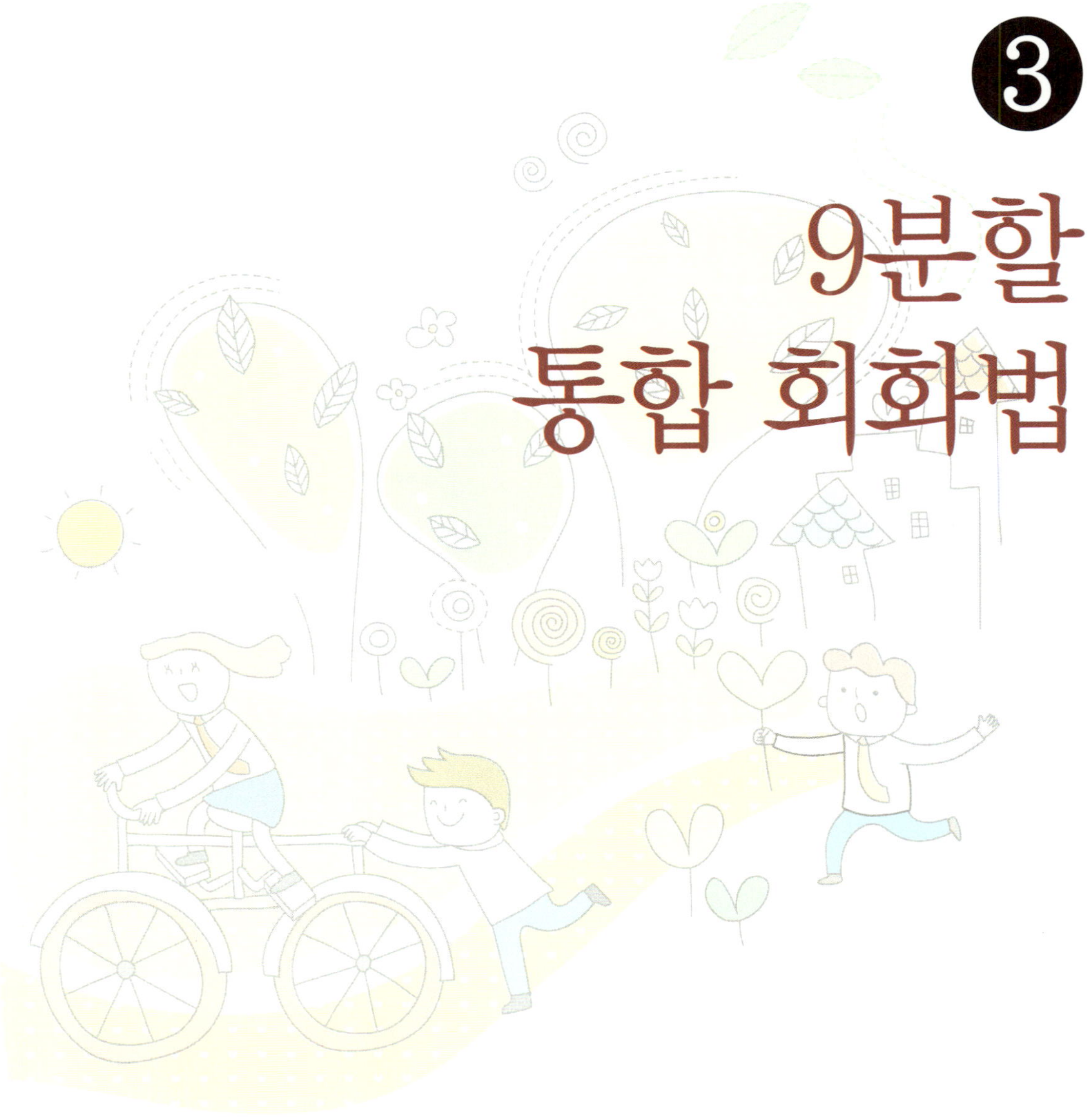

❸ 9분할 통합 회화법

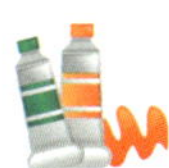

대상자 : 아동, 청소년, 성인, 개인

목적

- 내담자의 갈등적 요소를 구체적이고 통합적으로 파악한다.

적용시기 : 초기

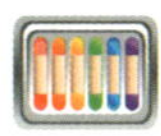

준비물 : A4용지, 검은 매직, 연필, 크레파스나 색연필

시간 : 60분

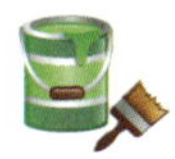

활동

- A4 용지에 검은색 펜으로 테두리를 그린 후 화면을 3×3으로 분할한 용지를 제시한다(테두리 선을 그을 때 자를 사용하지 않고 자유로이 그린다).
- 9칸 모두 그리지 못하는 경우 '전부 그릴 필요는 없다' 는 것을 덧붙여 설명해 준다.
- 오른쪽 밑 칸부터 시계 반대 방향으로 중심을 향하여 순서대로 그린다.
- 혹은 그 반대로 중심에서부터 시계방향으로 오른쪽 밑 칸을 향하여 순서대로 그린다.
- 대상자의 주 갈등요인 인물(어머니, 아버지, 가족, 형)에 관한 일상생활 중에서 느낀 대로, 생각나는 대로, 머리에 떠오르는 대로 무엇이라도 그리게 한다.
- 그림을 그리지 못할 경우에는 문자, 도형, 기호 등 무엇이라도 그리게 한다.

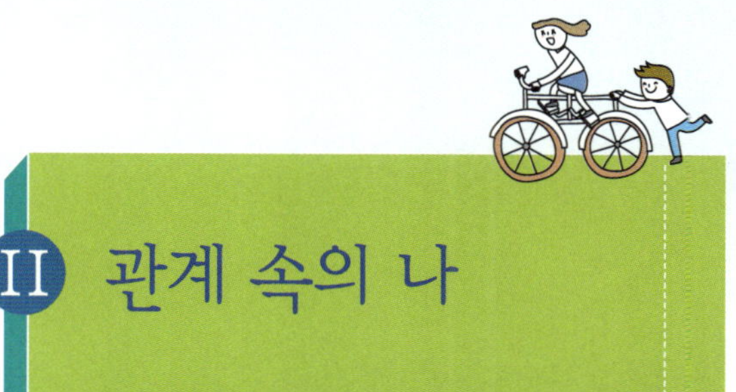

4

계란화

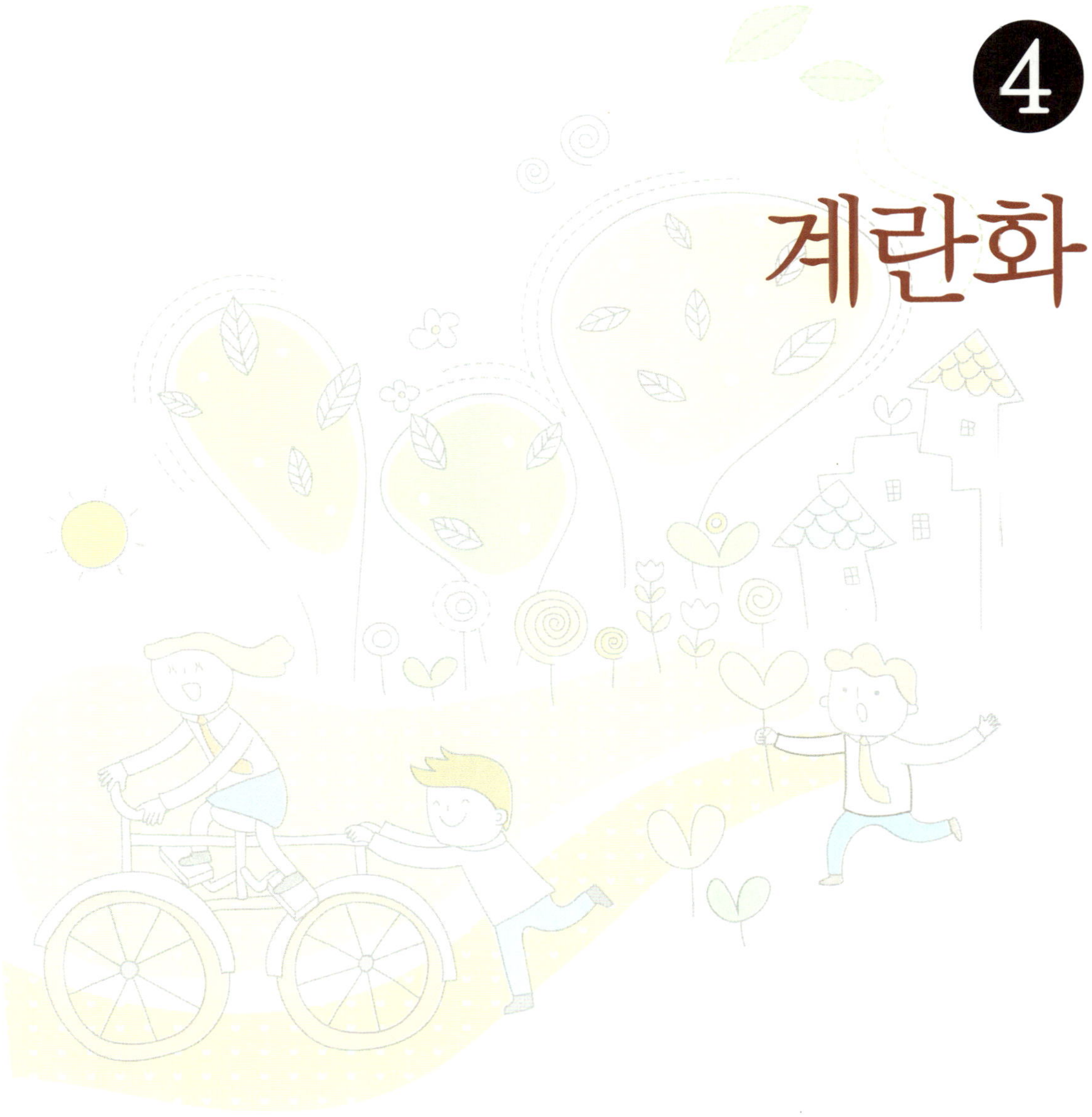

❹ 계란화

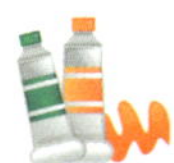 **대상자** : 아동, 청소년, 성인, 개인

 **목적**

- 치료자와 내담자의 관계 형성에 도움을 주고, 내담자의 심리적 욕구를 파악한다.

 **적용시기** : 초기

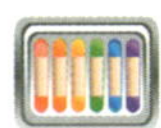 **준비물** : A4 크기(내담자의 욕구에 따라 다양한 크기 사용)의 스케치북, 연필, 색연필(24색 정도)

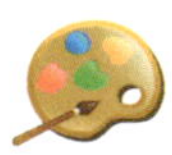 **시간** : 60분

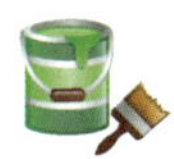 **활동**

- 계란 모양의 큰 타원을 그린 그림 용지를 제시한다.
- 내담자에게 "무엇으로 보이는가?"라는 질문을 한다.
- "계란"이라고 대답하면 "맞아요.", "그래요."라고 한다. 만약 내담자가 타원을 계란으로 인지하지 못하면 "이것은 계란이에요."라고 알려준다.
- 내담자가 타원을 "계란"으로 인지하면 "이 계란에서 지금 뭔가 태어나려고 해요. 그러니까 당신이 이 계란에 금을 넣어 태어나는 것을 도와주지 않으시겠어요?"라고 말한다.
- 내담자가 계란에 금을 그리도록 한 다음 치료자가 "계란에서는 무엇이 태어날까요?"라고 묻는다. 대개 "병아리(또는 뱀)"라고 대답한다. 그러면 "그렇죠. 병아리나 뱀 따위가 알에서 태어나죠."라고 주고받기를 한다.
- "이 알은 그림 계란이므로 무엇이라도 태어날 수 있어요. 게다가 당신이 금을 넣어 주었기 때문에 당신의 계란이라고도 할 수 있습니다."라고 이야기 한다. "당신이 계란으로부터 나오면 좋겠다고 생각하는 것을 계란껍질과 함께 그려 주세요."라고 말하며, 다른 종이에 이것을 그리게 한다.

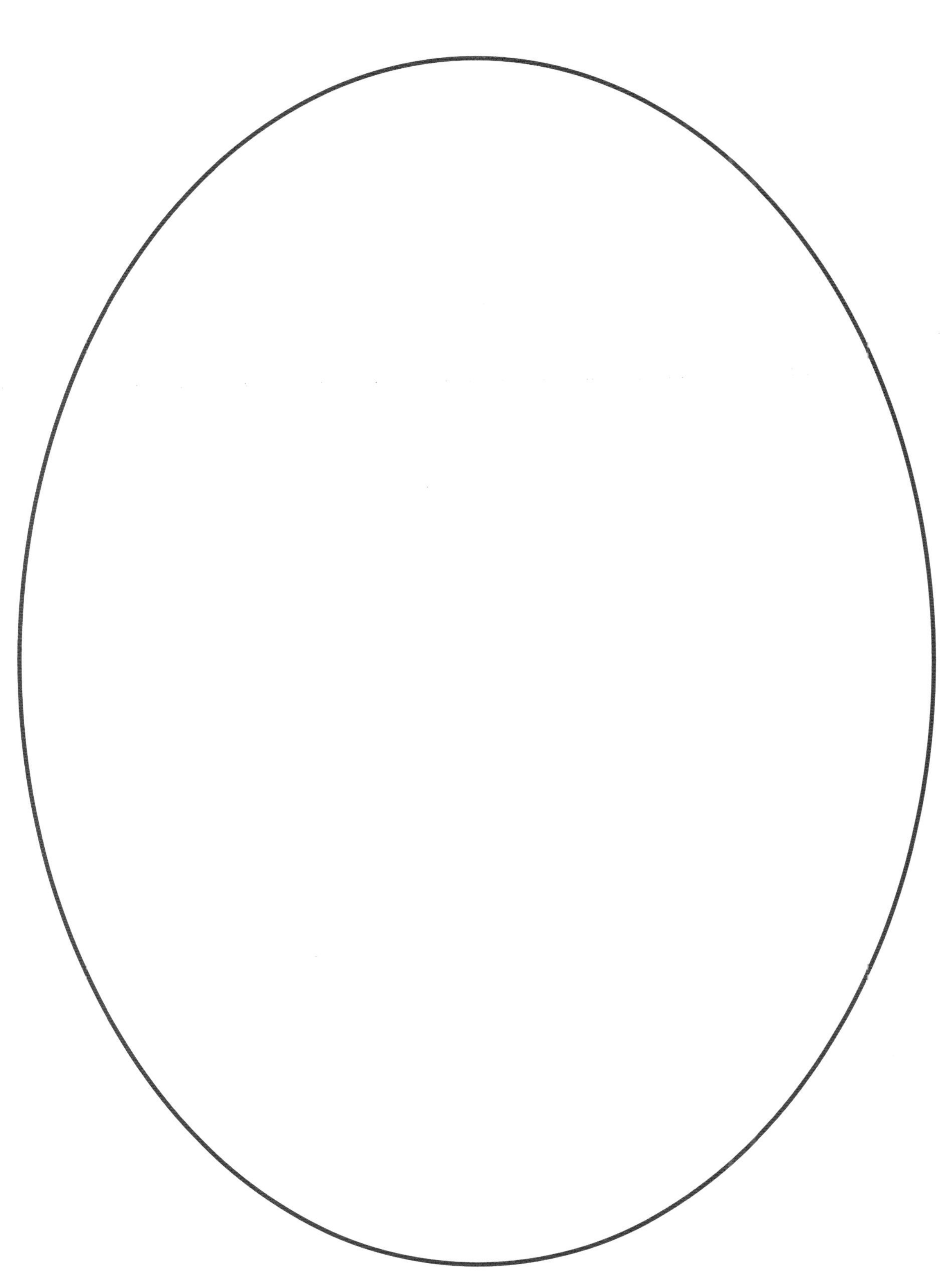

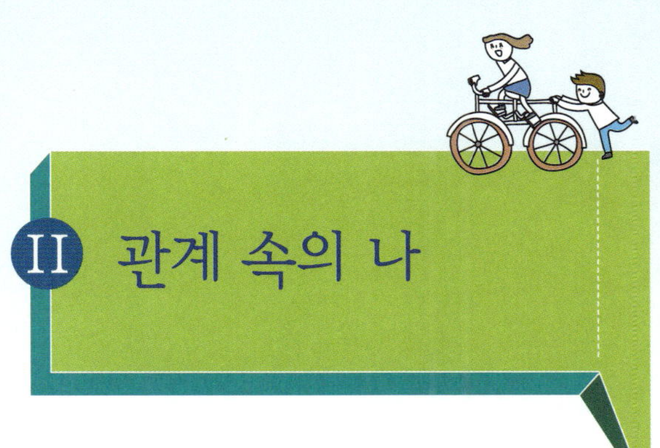

5

동굴화

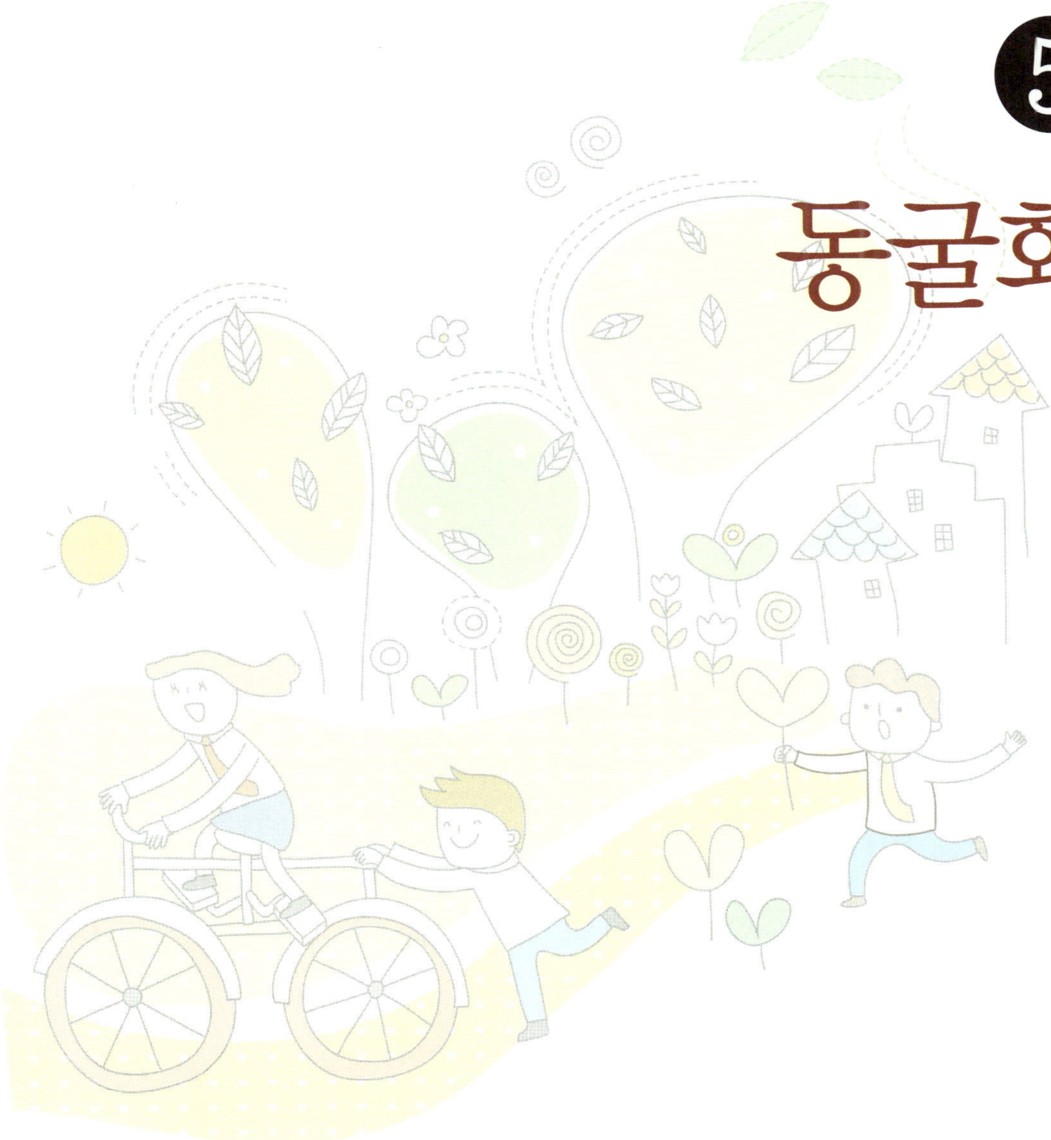

❺ 동굴화

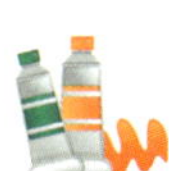
대상자 : 아동, 청소년, 성인, 개인

목적

- 내담자와 비언어적 커뮤니케이션을 촉진하고 내담자의 심리상태와 욕구를 파악한다.

적용시기 : 초기

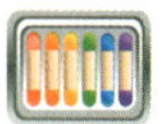
준비물 : A4용지(다양한 크기의 용지), 채색도구(크레파스, 색 사인펜, 색연필 등)

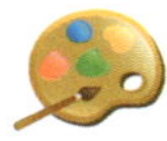
시간 : 60분

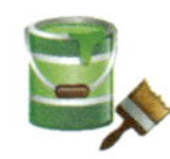
활동

- 타원형이 그려진 그림 용지를 제시한다.
- 앞시간에 계란화를 했을 경우에는 계란이 아님을 인식시킨다.
- "이것은 동굴 입구인데 만일 당신이 동굴 안에 살고 있다면 이 바깥 세계에는 어떤 세계가 보이면 좋을까요? 그려 보세요."라고 말해 동굴 속에서 본 바깥 세계의 풍경을 그리게 한다.
- 만약 색칠하기를 원하지 않을 경우에는 동굴의 벽(타원 테두리 외측의 여백 공간)만 칠하게 하고 관여하지 않는다.
- 계절이나 시간, 이 동굴에 실제로 살고 있는 것은 누구인가 등 치료자가 그 동굴화를 이해하는 데 필요한 질문을 한다.

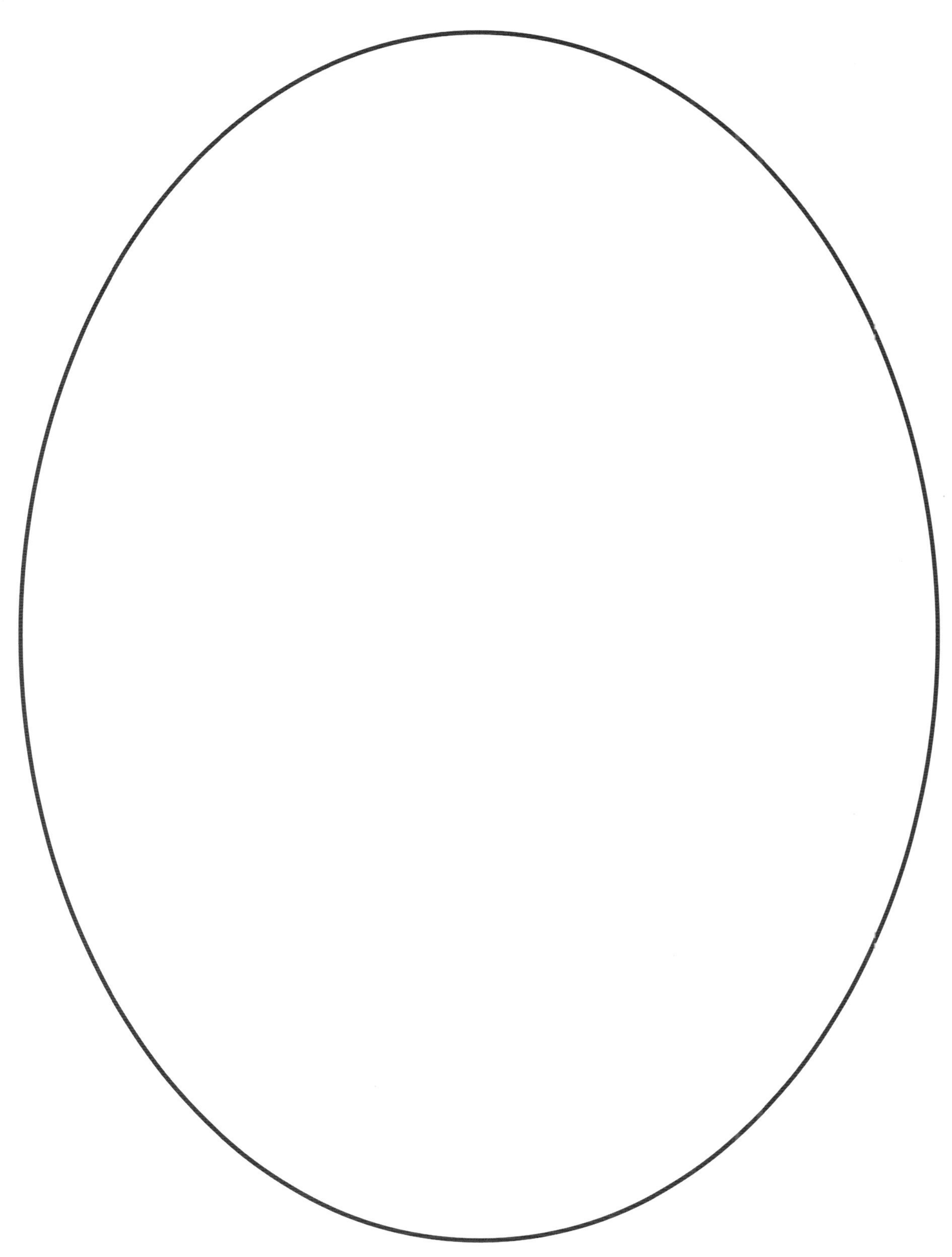

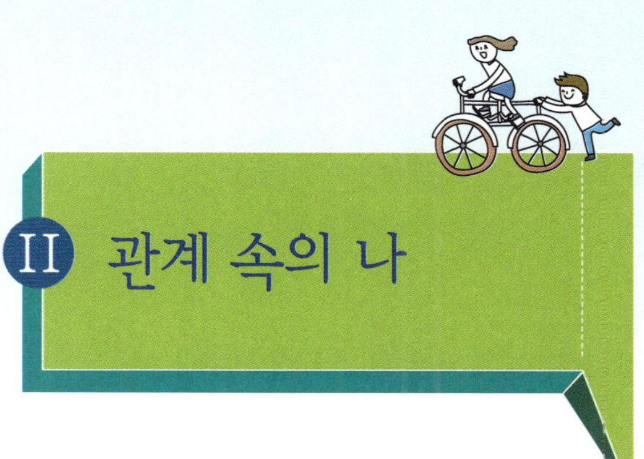

6

가족동물화

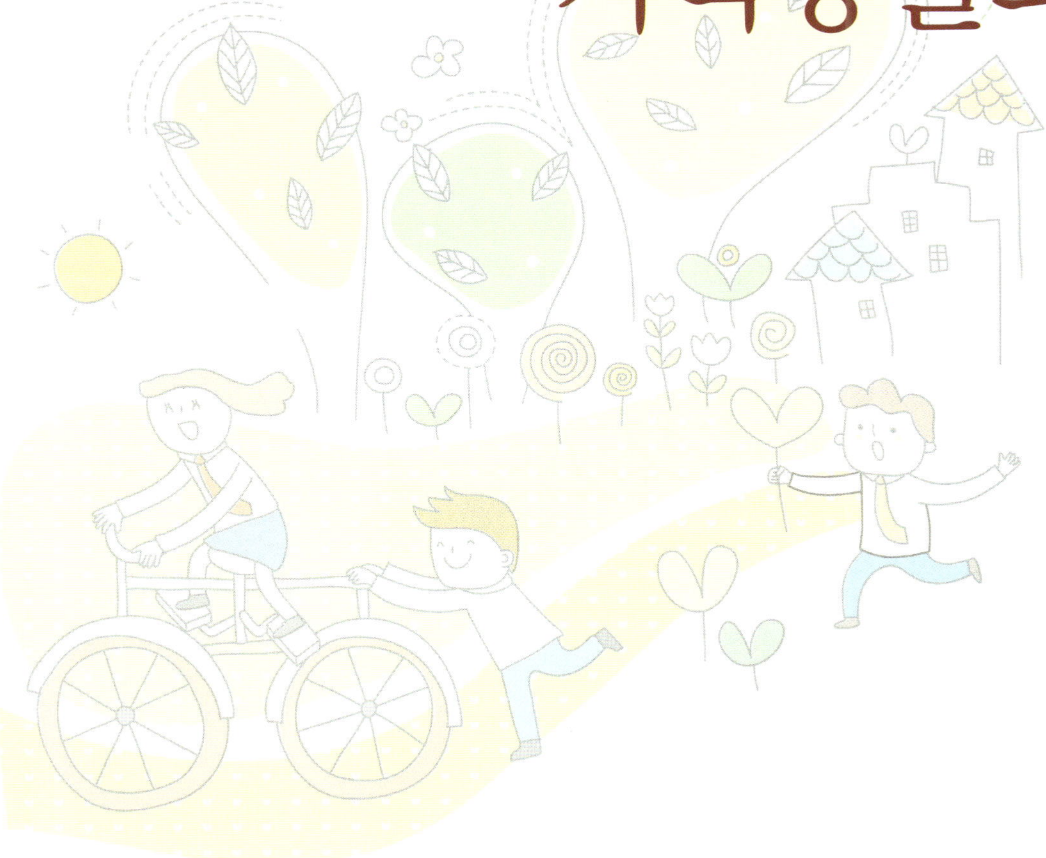

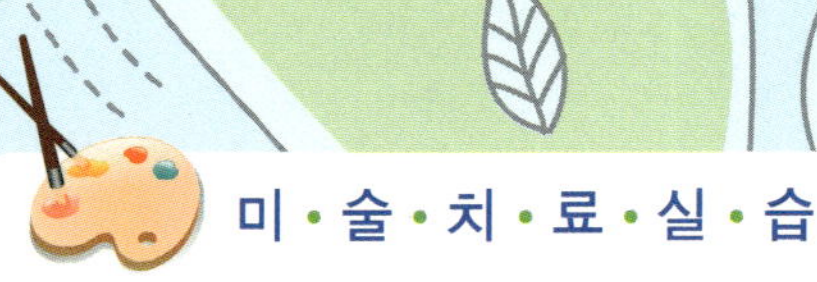

❻ 가족동물화

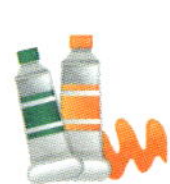
대상자 : 아동, 청소년, 성인, 개인

목적

- 가족의 성격 특성 및 가족 간의 역동성을 파악한다.

적용시기 : 초기

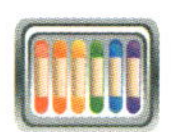
준비물 : A4용지, 필기도구, 색연필

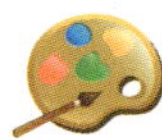
시간 : 30분

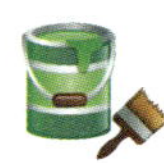
활동

- 치료사는 도입단계에서 시도한다.
- 가족을 내담자가 그리고 싶은 동물모양으로 그린다.
- 동물 모양으로 그리기 힘든 경우는 동물 모양의 도안을 오려서 붙이기도 하지만 되도록 그리도록 한다.
- 어떤 질문에도 자율적으로 하도록 한다.

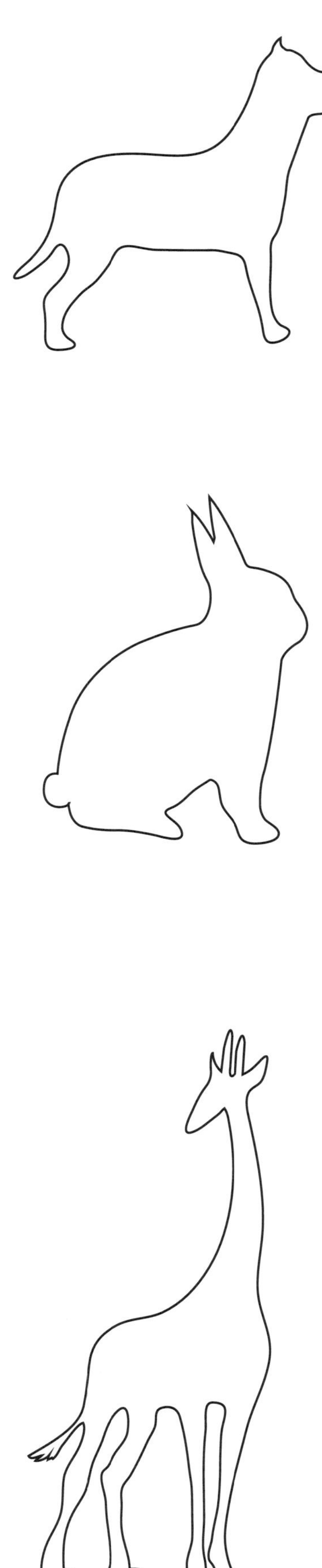
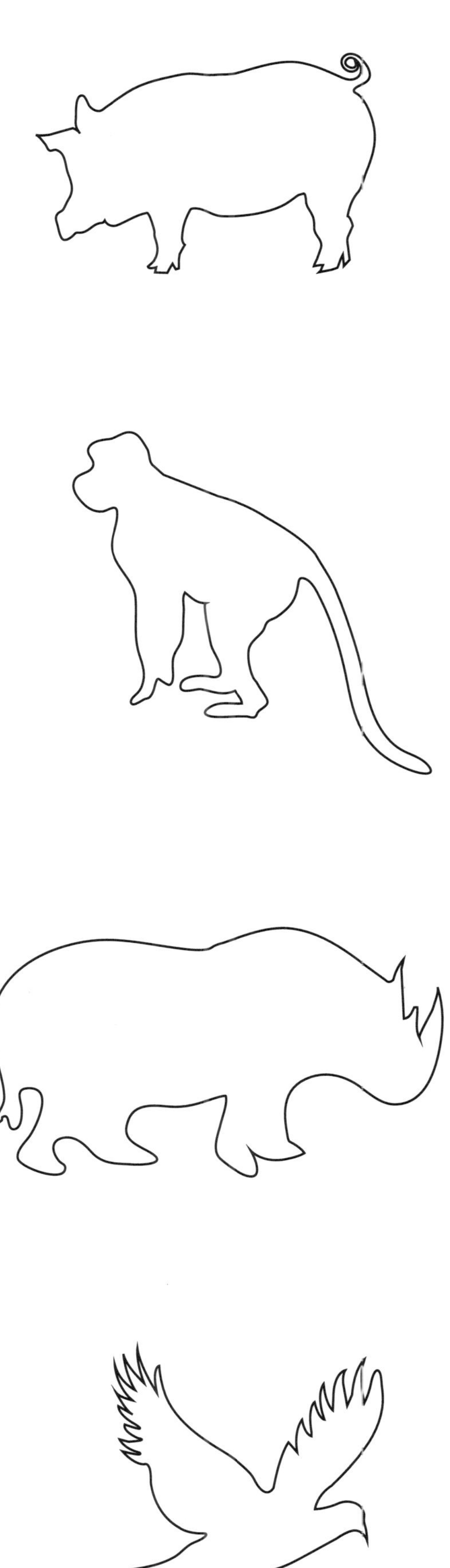

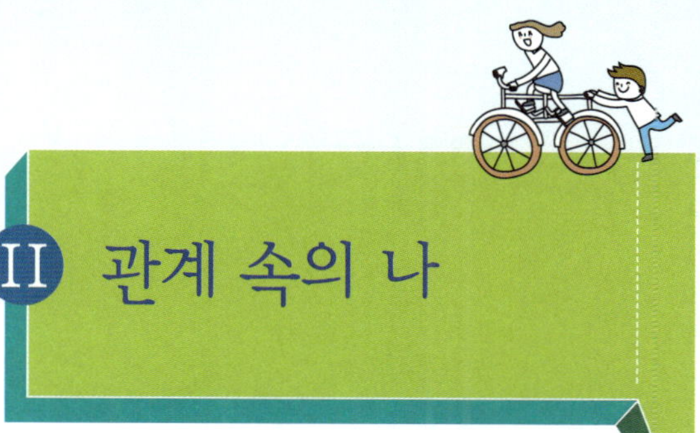

7

나의 위치 찾기

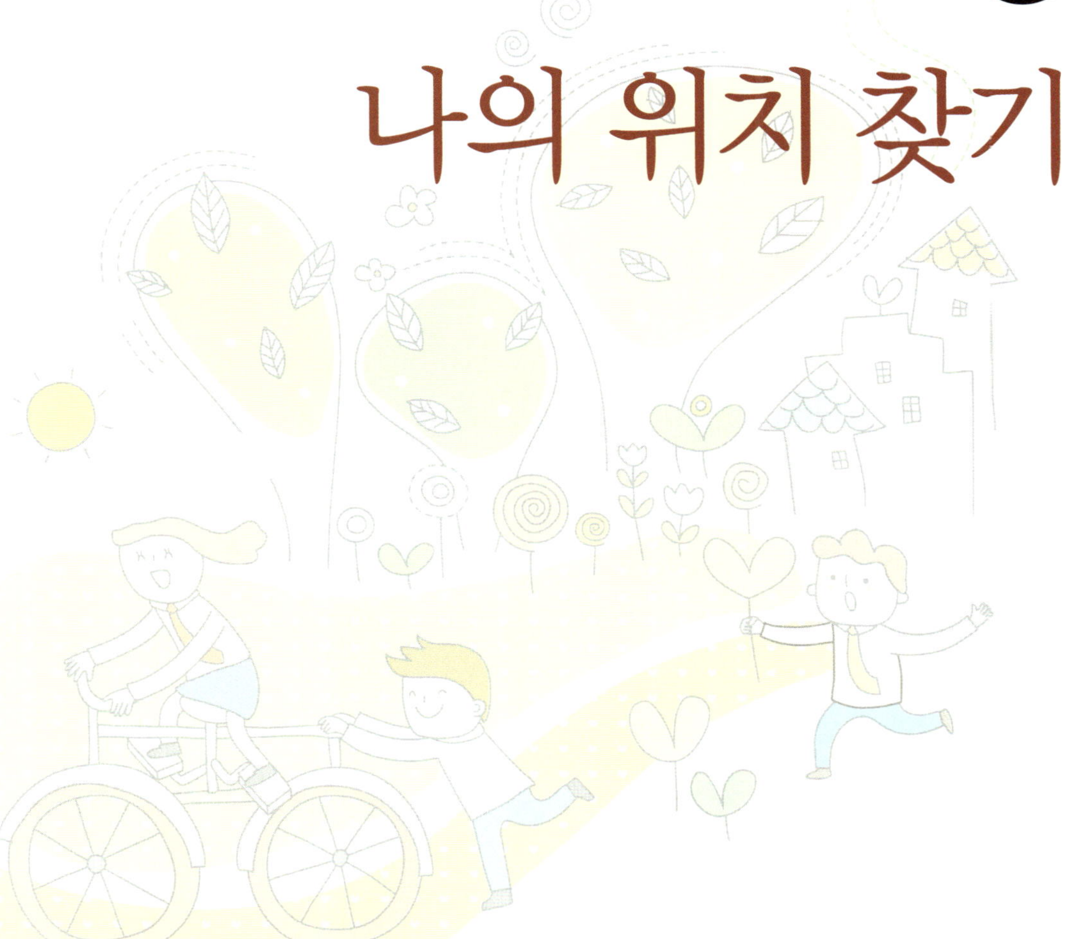

❼ 나의 위치 찾기

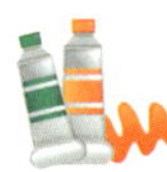 **대상자** : 청소년, 성인, 개인

 **목적**

- 자신이 속해 있는 환경 속에서 나의 위치를 찾아보고 자신이 준비해야 할 것이 무엇인지 깨닫게 한다.

 **적용시기** : 중기

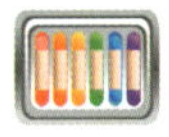 **준비물** : 필기도구

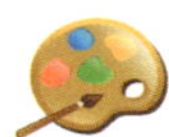 **시간** : 60분

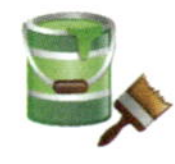 **활동**

- 지시문의 종이를 내어준다.
- 내담자 자신이 속하고 싶은 친구 그룹이나 활동 그룹을 적어본다.
- 속하고 싶은 그룹은 어떤 그룹인지 이유를 적어보고 그 그룹에 들어가기 위해서 노력하고 준비해야 할 것은 무엇인지 적어본다.

자신이 속하고 싶은 그룹	
그룹에 속하고 싶은 이유	
자신이 노력할 일	
자신이 준비해야 할 일	

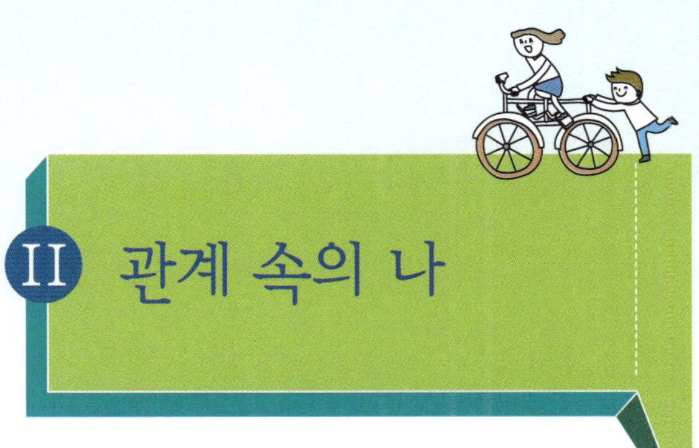

8

몸이 말을 해요

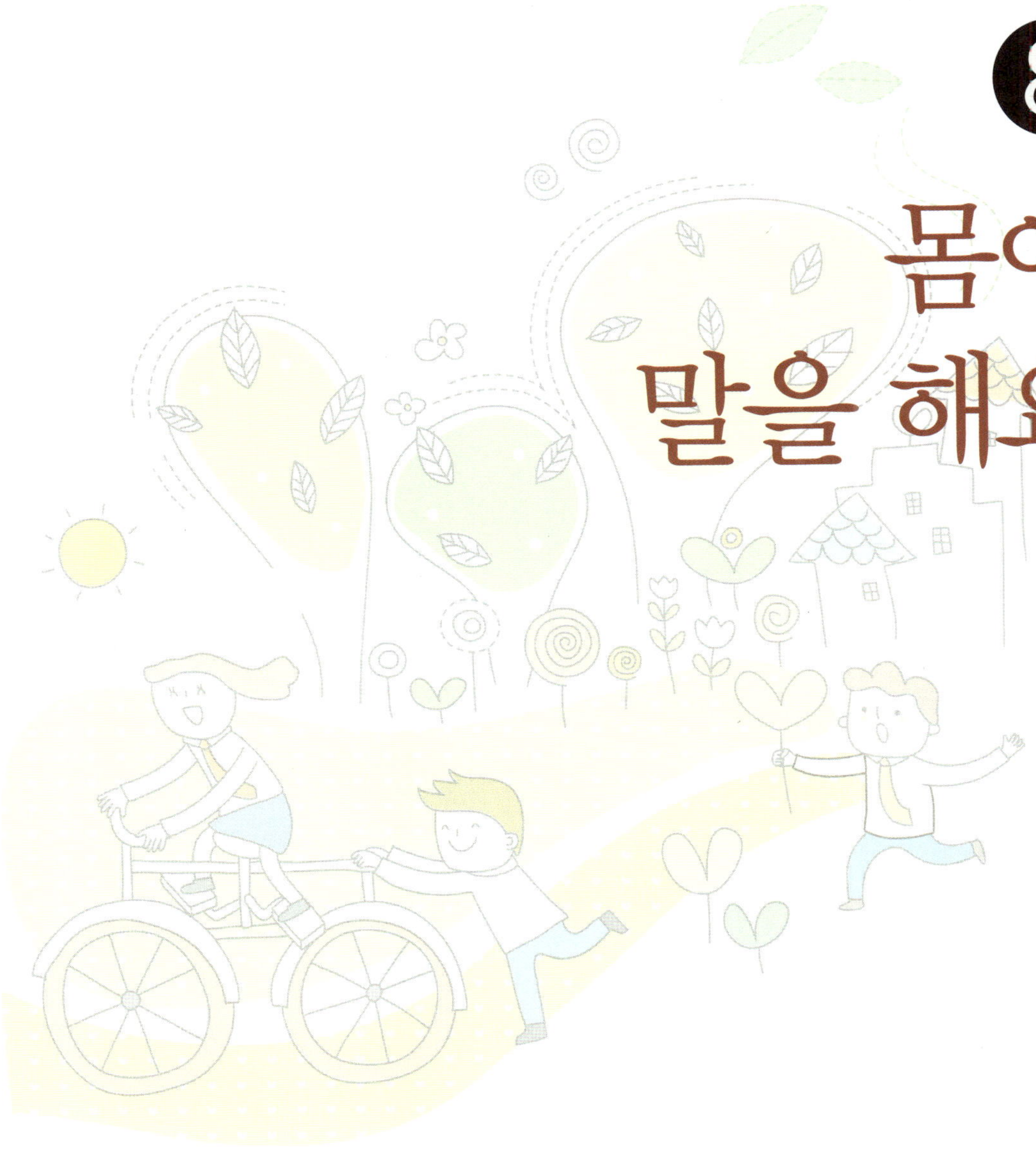

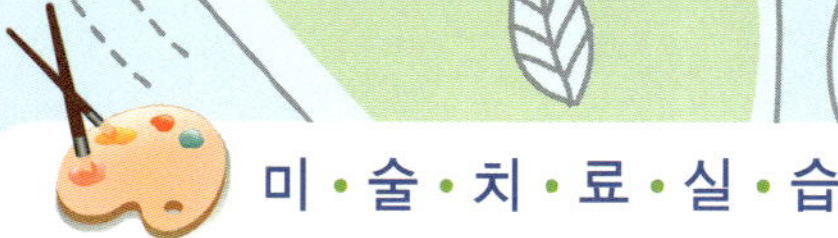

❽ 몸이 말을 해요

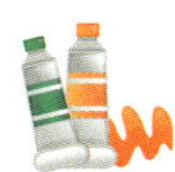

대상자 : 아동, 청소년, 성인, 개인

목적

- 생각이 바뀌면 감정이 변화되고 신체적 반응도 바뀔 수 있다는 것을 알 수 있 도록 한다.

적용시기 : 중기

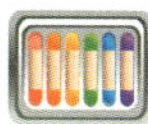

준비물 : 색종이, 연필, 사인펜, 도화지

시간 : 60분

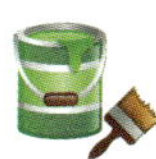

활동

- 색종이를 이용해 사람의 신체모양을 오린다(5~6명 정도).
- 여러 감정에 대해 이야기를 나눈다.
- 여러 가지 감정 중 기분 좋은 반응을 할 때 신체적 반응이 어떻게 나타나는지 이야기 한다.
- 두려울 때, 화날 때, 짜증날 때, 슬플 때 등 나쁜 감정이 나타날 때는 신체적 반 응이 어떤지 이야기 한다.
- 이야기 후 신체 모양 색종이를 자신과 관련된 어떤 사람인지 이야기 하고, 그 때 내담자의 신체에 어떤 반응이 일어나는지 적는다.
- 치료자는 내담자 자신의 신체적 반응이 그 사람(색종이에 인지한 사람)에게 어 떤 감정과 반응을 일으키는지도 적는다.
- 치료자는 내담자의 감정과 신체 색종이를 가지고 다른 사람의 감정과 반응에 어떻게 반응하는지 이야기 한다.
- 치료자는 내담자 감정과 반응이 다른 사람의 감정과 반응에 서로 관련되어 일 어난다는 것을 인식 할 수 있도록 충분히 이야기 한다.

요 일	사 건	사건과 관련된 감정	나의 신체 반응
요 일	사 건	사건과 관련된 감정	나의 신체 반응

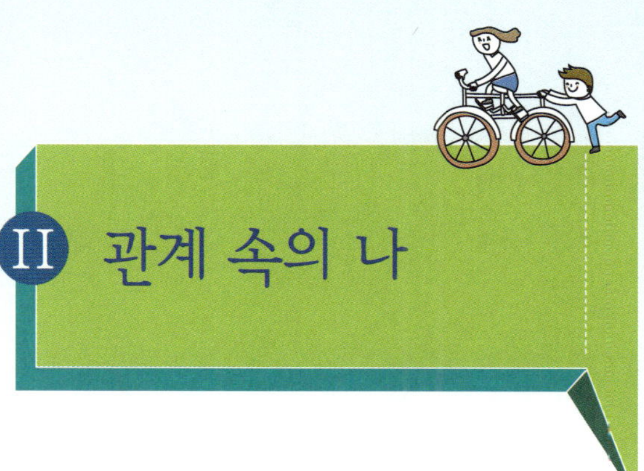

9

사과 만들기

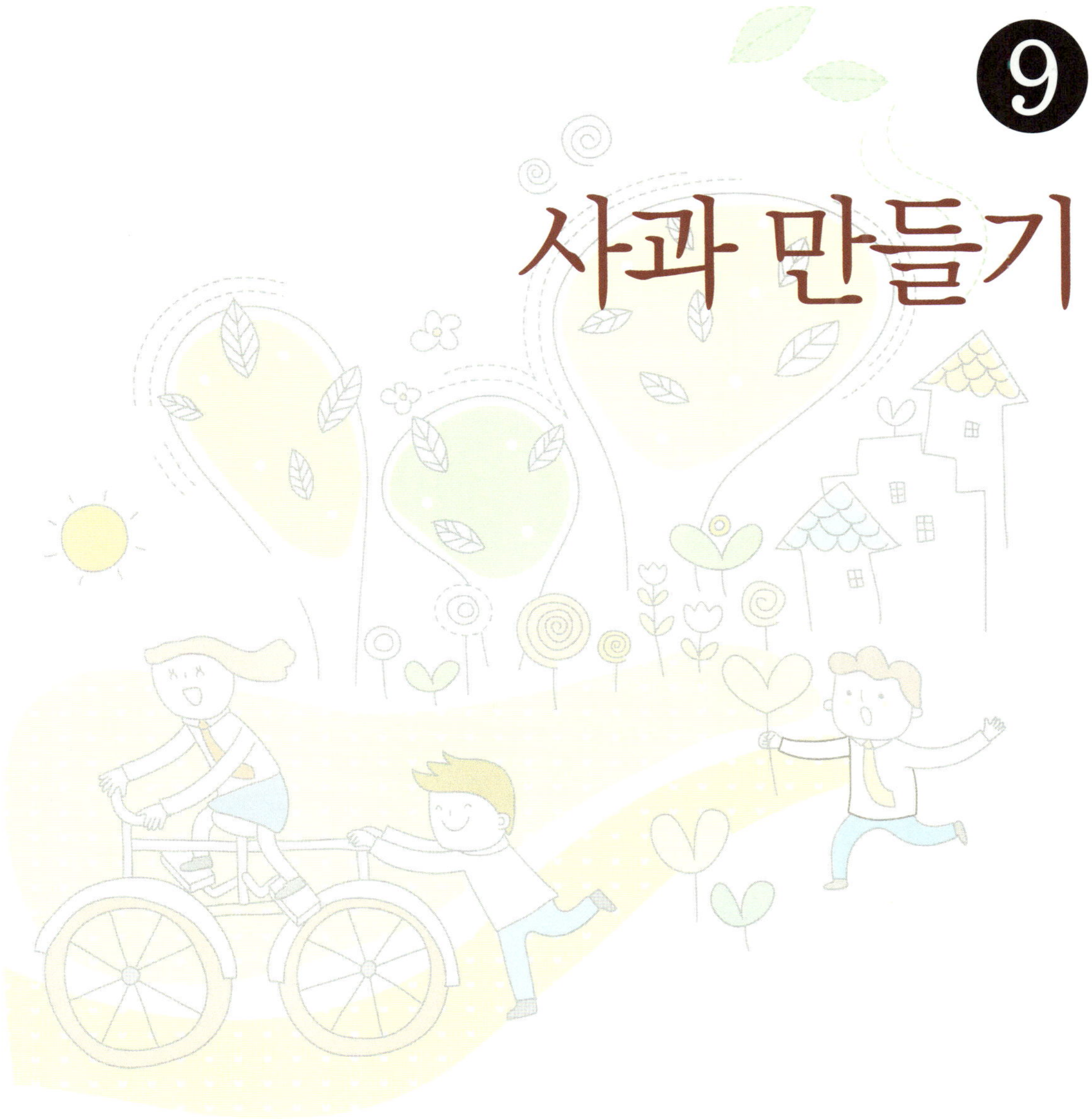

❾ 사과 만들기

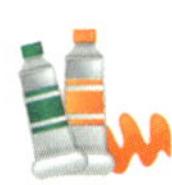 **대상자** : 아동, 청소년, 성인, 개인

 **목적**

- 자연과 자신과의 관계를 생각하면서 집중력을 높이고 소근육 운동과 눈과 손의 협응력을 키운다.

 **적용시기** : 중기, 말기

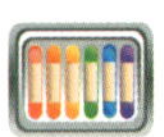 **준비물** : 점토, 젖은 수건, 점토칼, 신문지

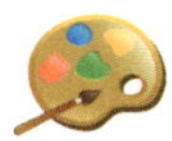 **시간** : 60분

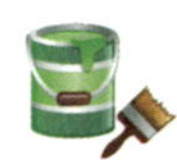 **활동**

- 치료자는 잘 익은 사과를 하나 들고 온다.
- 치료자는 사과가 익어서 나의 손에 있기까지의 과정을 설명한다.
- 봄에 꽃이 피어 열매를 맺기까지 햇빛, 비바람의 역할을 설명한다.
- 점토를 이용해 사과를 만들 때 사과 꼭지의 잎 부분까지 표현하도록 한다.
- 한 입 베어 먹은 표현도 가능 하도록 한다.

점토작업 사진 부착

점토작업 사진 부착

III

현재의 나

Little Windows Into Art Therapy: Small Openings for Begining CHES

루빈의 잔
- 게슈탈트 미술치료 -

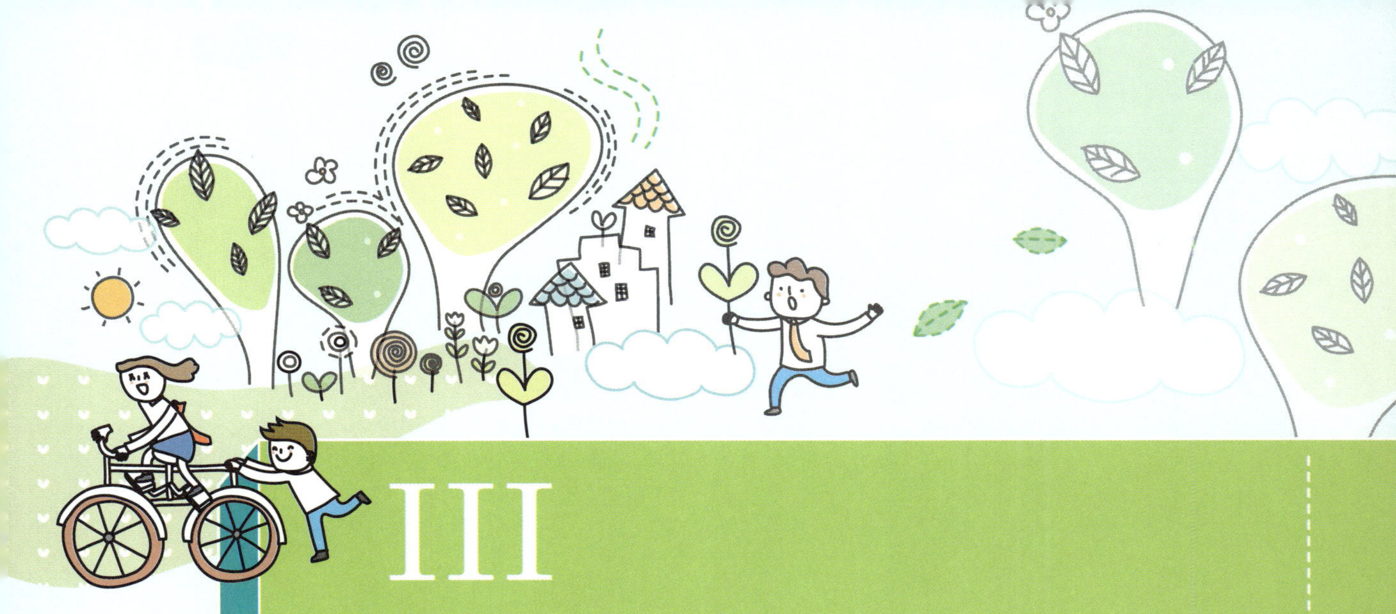

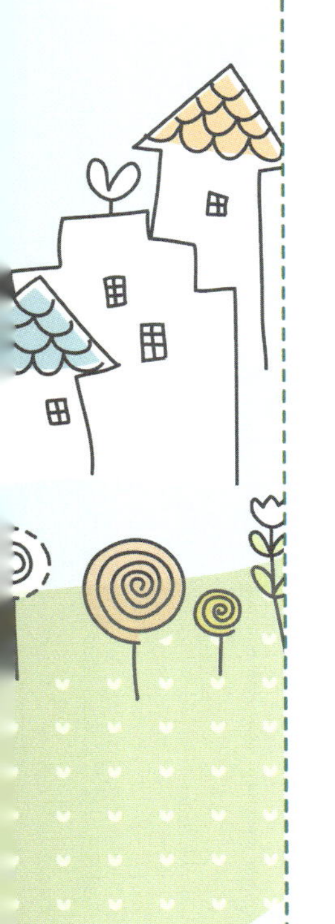

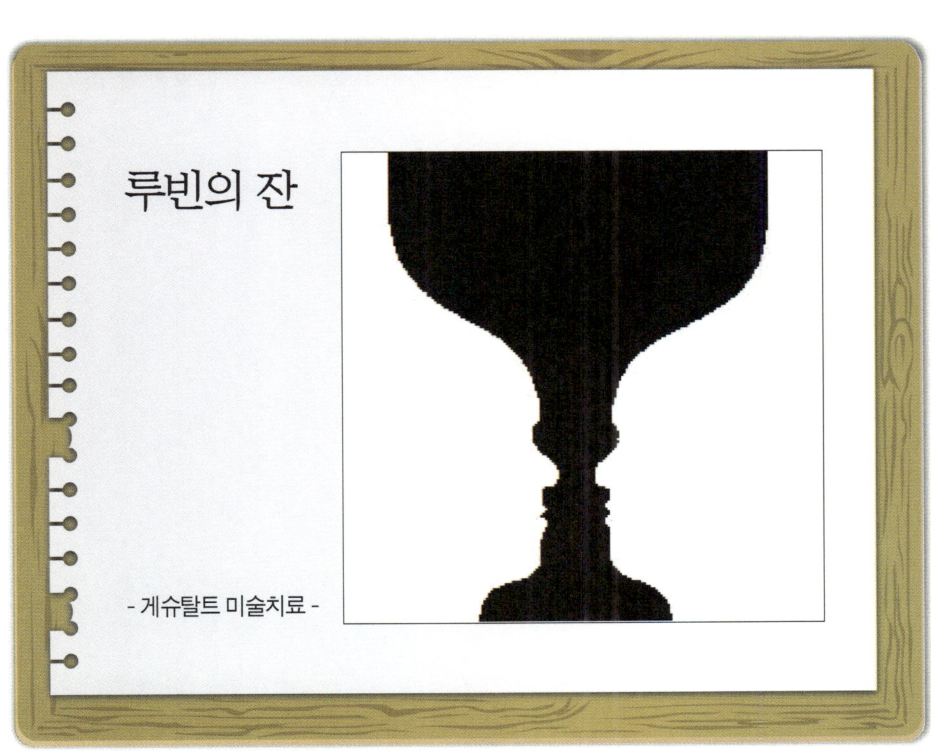

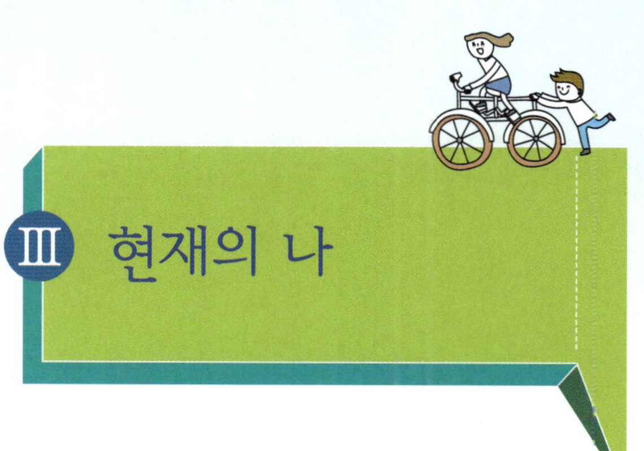

①

나의
달력 만들기

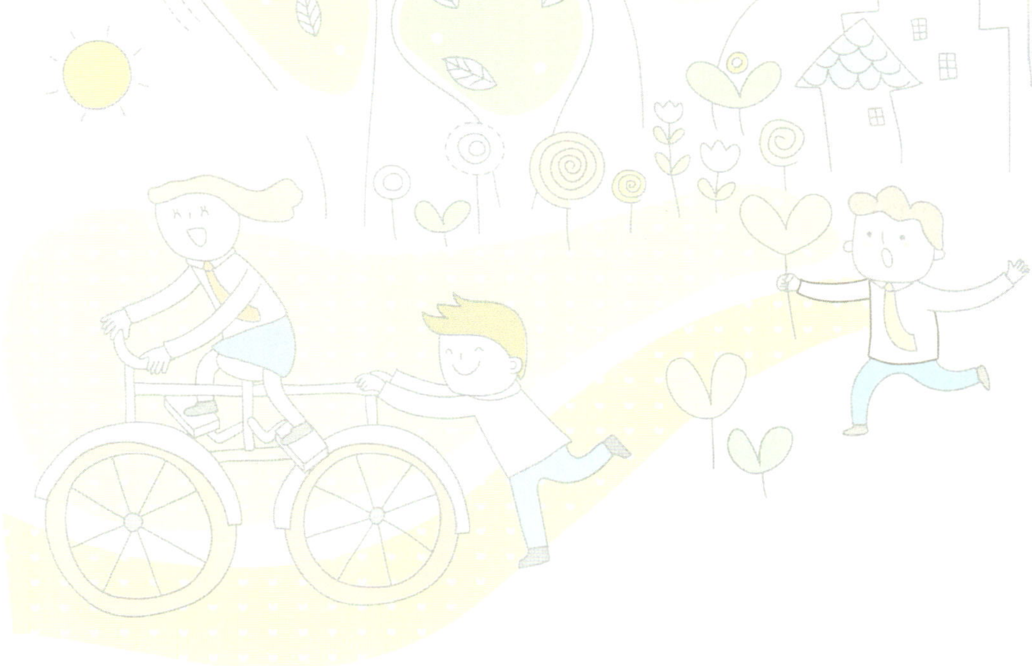

❶ 나의 달력 만들기

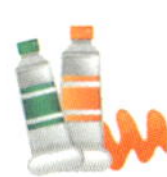 **대상자** : 청소년, 성인, 개인

 **목적**

- 나만의 달력으로 여러 가지 스케줄을 계획하여 달력을 만든다.
- 달력에 적힌 스케줄을 실천하여 새로운 모습의 나를 재발견한다.

 **적용시기** : 말기

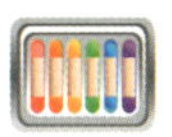 **준비물** : A4용지, 필기도구, 색연필

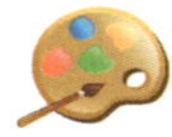 **시간** : 60분

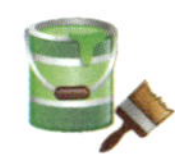 **활동**

- 달력이 그려진 용지에 내가 실천할 수 있는 월을 정하여 스케줄을 짠다.
- 나만의 기념일을 정한다.
- 세상에서 단 하나뿐인 달력을 꾸민다.

해야 할 일

일	월	화	수	목	금	토

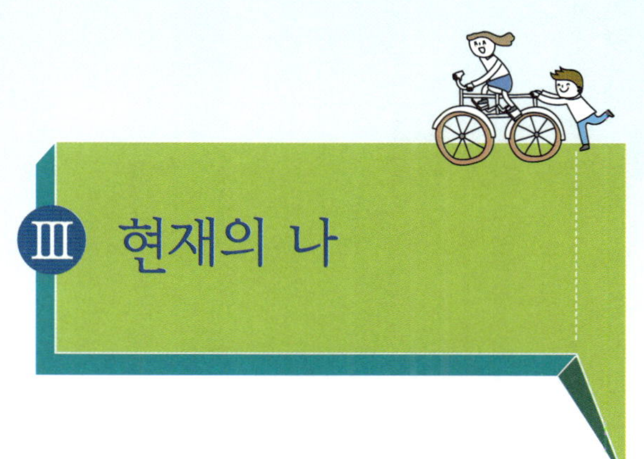

②

항아리 속의 나

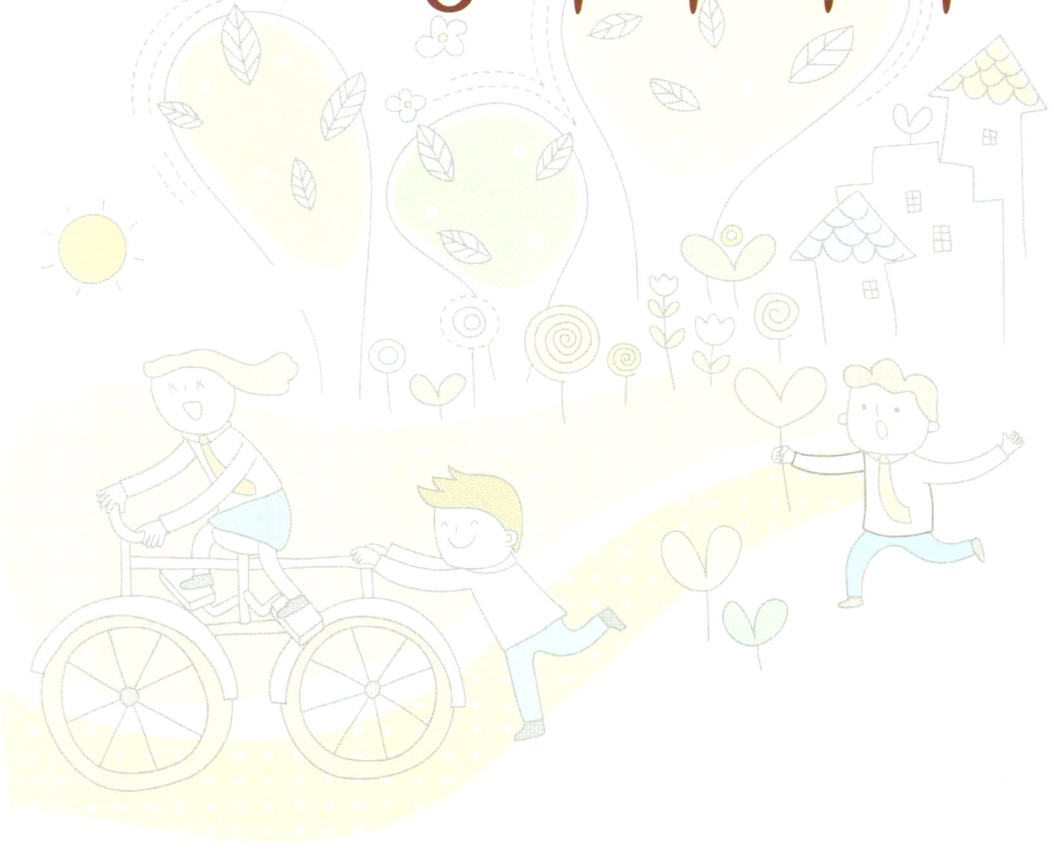

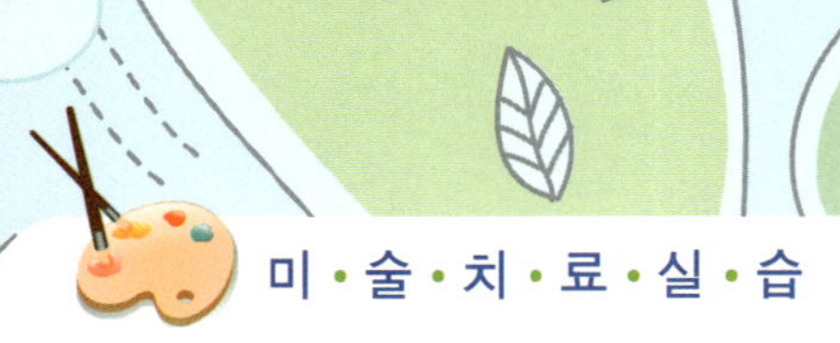

❷ 항아리 속의 나

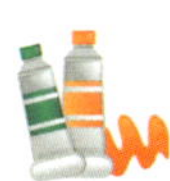
대상자 : 아동, 청소년, 성인, 개인

목적
- 일상 삶에 있어 중요한 것에 대한 내담자의 가치와 지각을 향상시킨다.

적용시기 : 중기

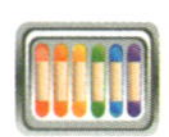
준비물 : 8절 도화지(다양한 크기의 종이), 크레파스

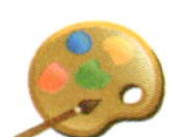
시간 : 60분

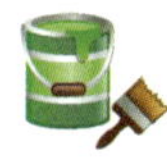
활동
- 항아리 3개가 그려진 종이를 제시해 준다.
- 각 항아리 위에 '중요하지 않음', '중요함', '아주 중요함' 등의 제목을 적게 한다.
- 인생에 있어서 중요하지 않은 것, 중요한 것, 아주 중요한 것들을 각각의 항아리에 그리거나 글로 표현하게 한다.
- 각 항아리에 그리거나 글로 표현한 것들에 대해 이야기를 나눈다.

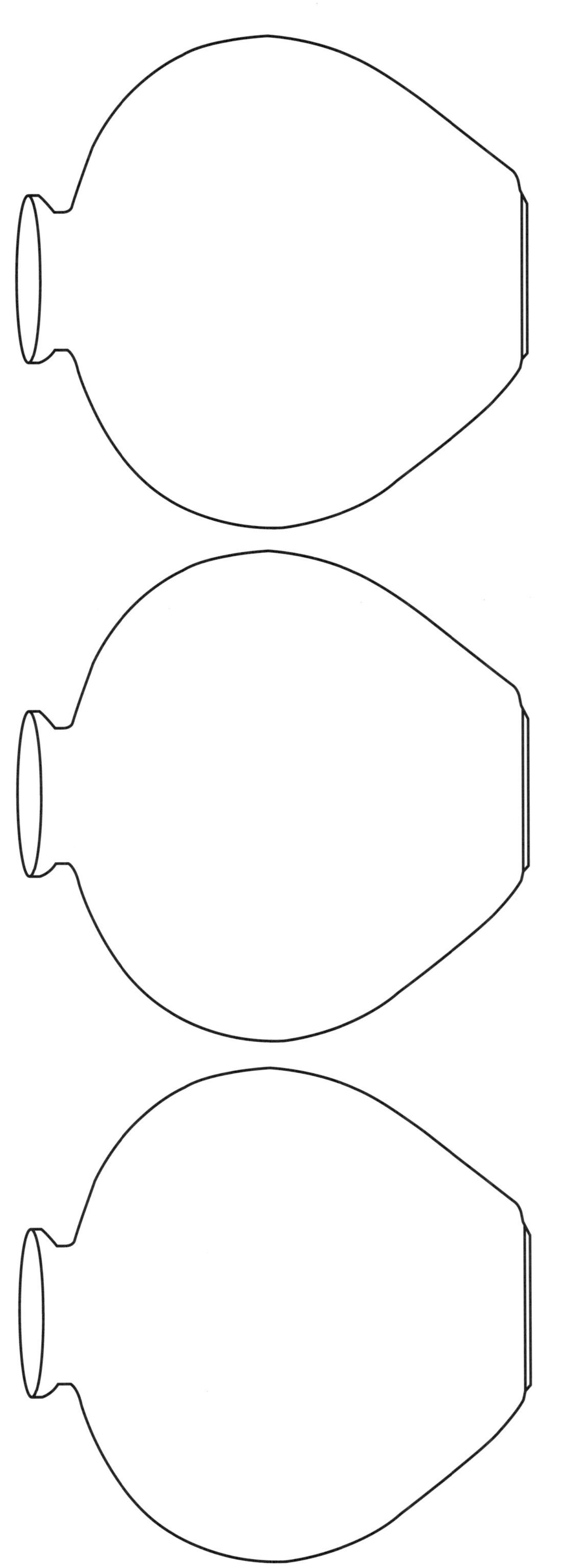

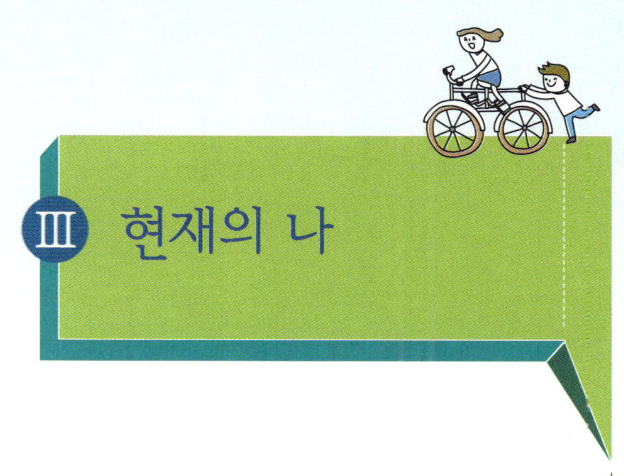

③

빗 속의 사람

(PITR: Person In The Rain)

❸ 빗 속의 사람(PITR: Person In The Rain)

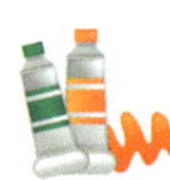 **대상자** : 아동, 청소년, 성인, 개인

 **목적**

- 현재 겪고 있는 스트레스의 정도와 대처능력을 파악한다.

 **적용시기** : 중기

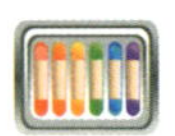 **준비물** : A4용지, 4B연필, 지우개

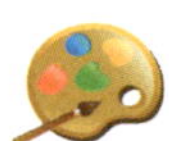 **시간** : 60분

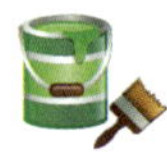 **활동**

- 지시사항(비가 내리고 있습니다. 빗속에 있는 사람을 그려주세요. 만화나 막대기 같은 사람이 아닌 완전한 사람을 그리세요.)에 따라 그림을 그리게 한다.
- 내담자의 질문에는 "자유입니다. 그리고 싶은 대로 하면 됩니다."라고 말하고 그림모양이나 크기, 위치, 방법에 대해 어떠한 단서도 주어서는 안 된다.
- 그림을 그린 후 치료자는 그린 순서와 그림 속의 인물이 누구이며 그 사람이 무엇을 하고 있는지에 대해 물어 기록한다.

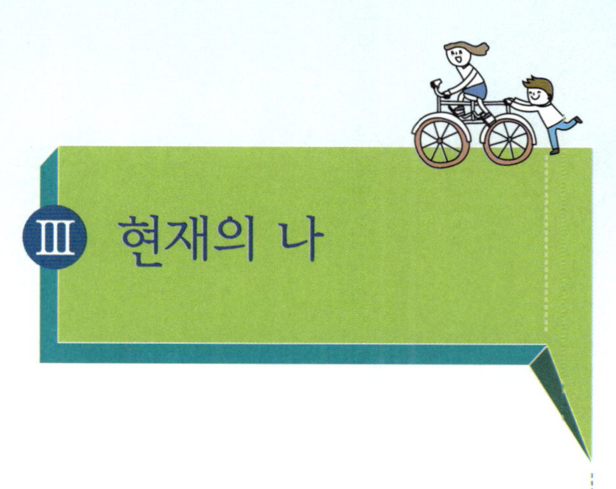

4

장점 찾기

– 신체 본뜨기 Ⅰ

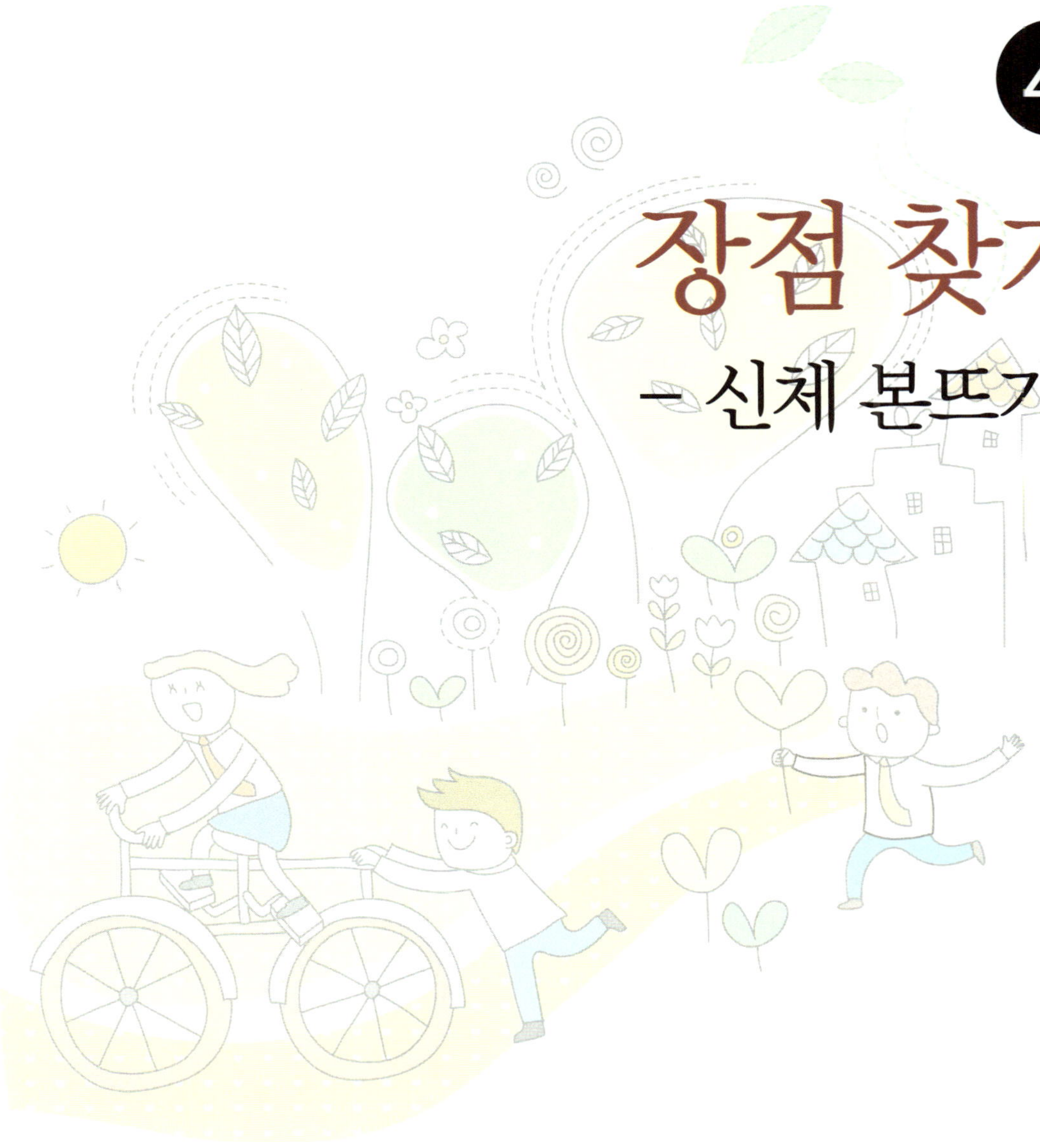

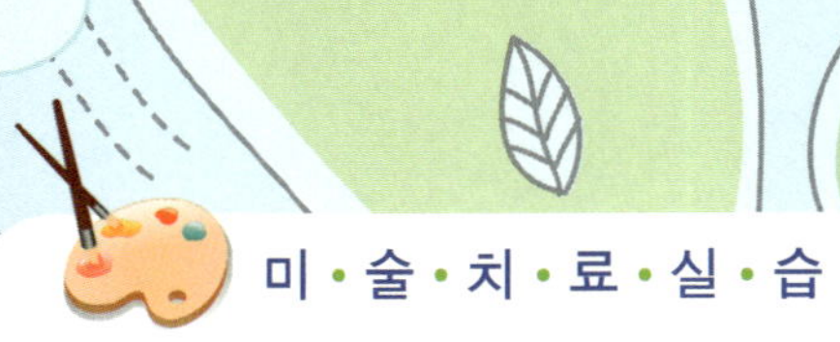

❹ 장점 찾기 – 신체 본뜨기 Ⅰ

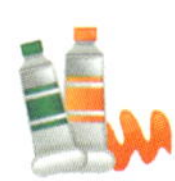 **대상자** : 아동, 청소년, 성인, 개인

 **목적**

- 자신의 장점을 찾아 자존감을 향상시키고, 자신에 대해 자신감을 가지게 한다.
- 자신의 신체상을 표현하여 자신에 대해 더 깊은 자각을 하도록 한다.

 **적용시기** : 중기

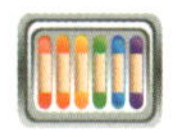 **준비물** : A4용지나 켄트지, 색 사인펜

 **시간** : 60분

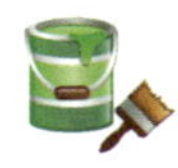 **활동**

- 종이에 내담자의 손을 올려놓고 본을 뜨도록 한다.
- 오른손과 왼손을 본 뜨고는 오른손에는 자신의 장점을, 왼손에는 자신의 단점을 적거나 그림으로 표현하도록 한다.
- 작업이 끝나면 표현한 것에 대해 치료자는 내담자와 이야기를 나눈다.

오른손

오른손

왼손

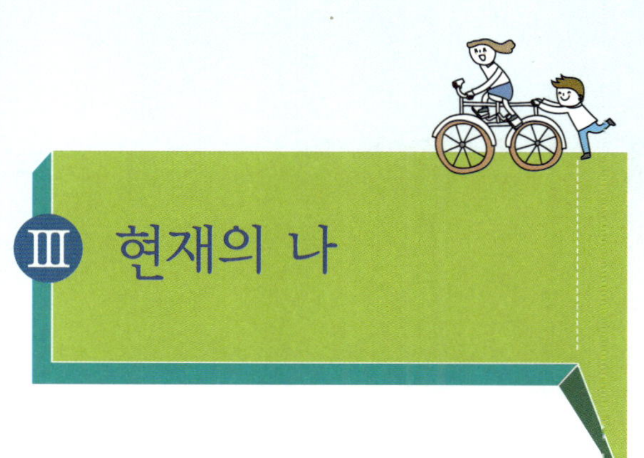

5

장점 찾기

– 신체 본뜨기 Ⅱ

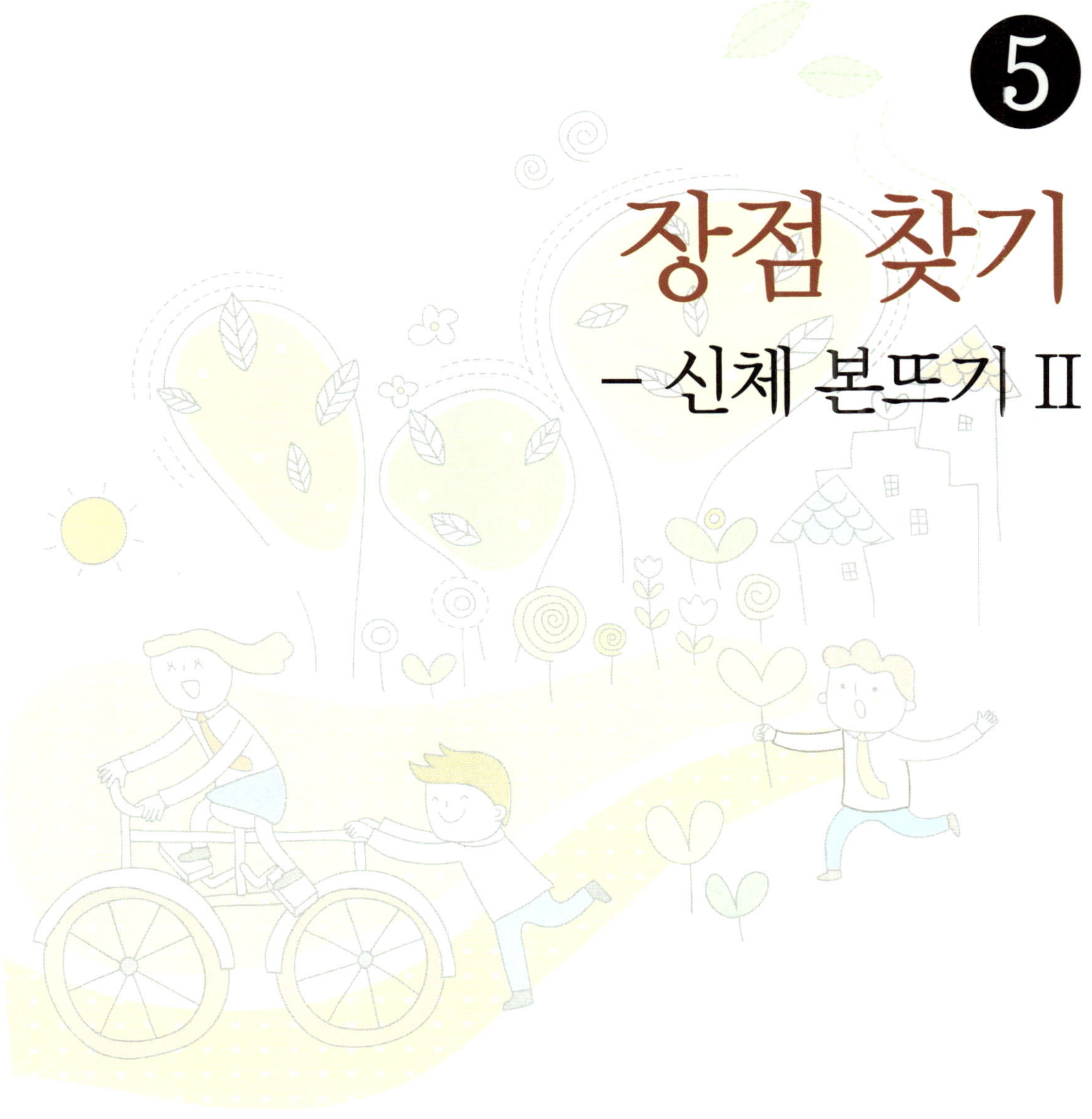

❺ 장점 찾기 – 신체 본뜨기 Ⅱ

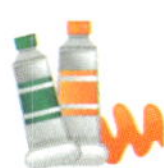 **대상자** : 아동, 청소년, 성인, 개인

 **목적**

- 자신의 장점을 찾아봄으로써, 자존감과 자신감을 향상시킨다.

 **적용시기** : 중기

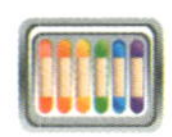 **준비물** : 전지 두 장을 연결하여 준비, 크레파스, 색연필, 잡지책, 가위, 풀 등

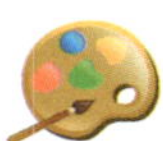 **시간** : 60분

 **활동**

방법1)
- 사람 크기 정도의 전지를 바닥에 깔거나, 벽에다 붙여 놓는다.
- 준비된 전지 위에 내담자로 하여금 자유로운 자세를 취해 치료자가 신체를 본 떠 준다.
- 벽에다 전지를 붙였을 때는 내담자를 벽에 기대게 하고 신체를 본뜬다.
- "이 신체는 바로 당신입니다. 당신이 무엇을 잘하는 사람인지를 생각하고 당신이 생각하고 있는 장점을 찾아 이 신체상에 꾸며보세요."라는 지시문을 준다.

방법2)
- 사람의 신체상이 그려진 종이를 제시한다.
- "이 신체는 바로 당신입니다. 당신이 무엇을 잘하는 사람인지를 생각하고 당신이 생각하고 있는 장점을 찾아 이 신체상에 꾸며보세요."라는 지시문을 준다.

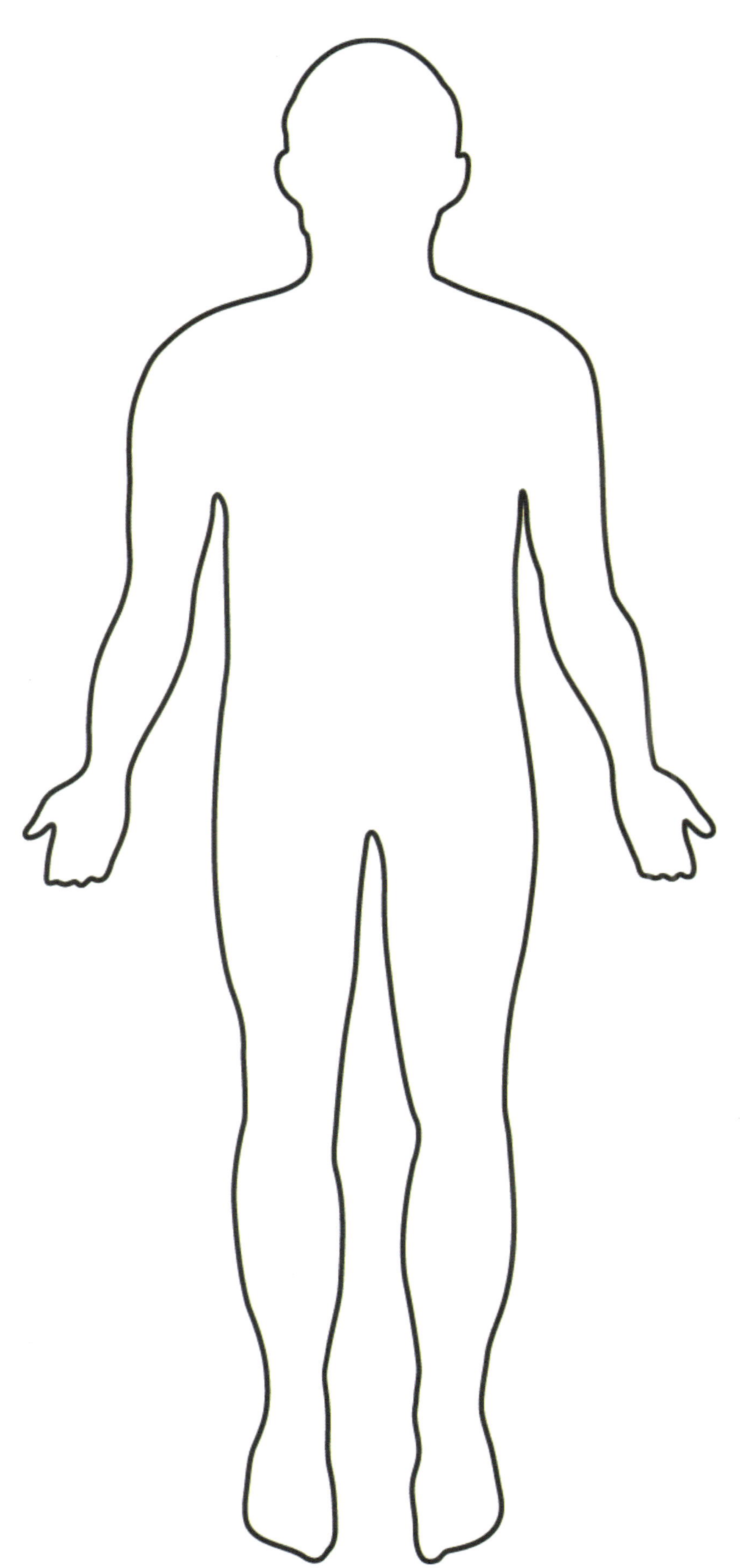

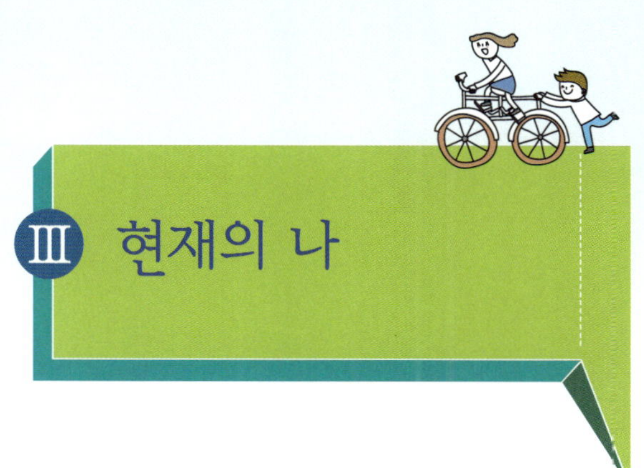

6

만다라 기법

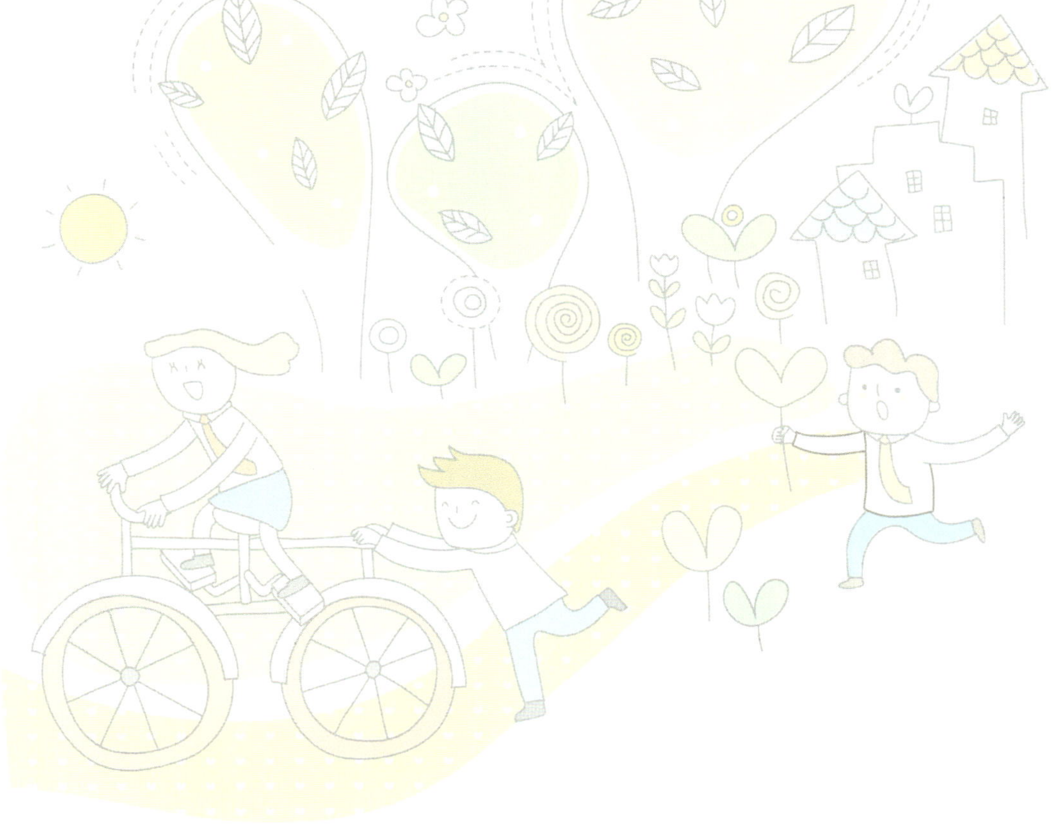

❻ 만다라 기법

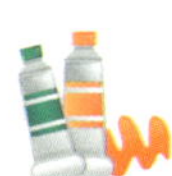 **대상자** : 심리치료의 예방적 차원–심리적 안정과 요양 목적의 모든 대상

 **목적**

- 감정을 조절하여 심리적 안정을 느끼고 미술활동에 몰입하여 집중력을 향상 시킨다.

 **적용시기** : 초·중기

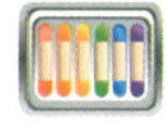 **준비물** : 만다라 문양, 색연필, 싸인펜, 검은 색지, 가위, 풀, OHP필름, 유성매직 등

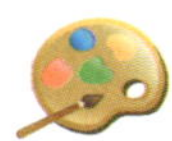 **시간** : 60분

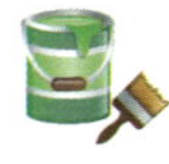 **활동**

- 여러 가지 만다라 문양을 제시한다.
- 조용하고 편안한 분위기로 근육을 이완시키고 심신을 안정시킨다.
- 만다라를 그리는 동안은 자신의 의식적인 생각을 정지시킨다.

만다라 문양의 예시

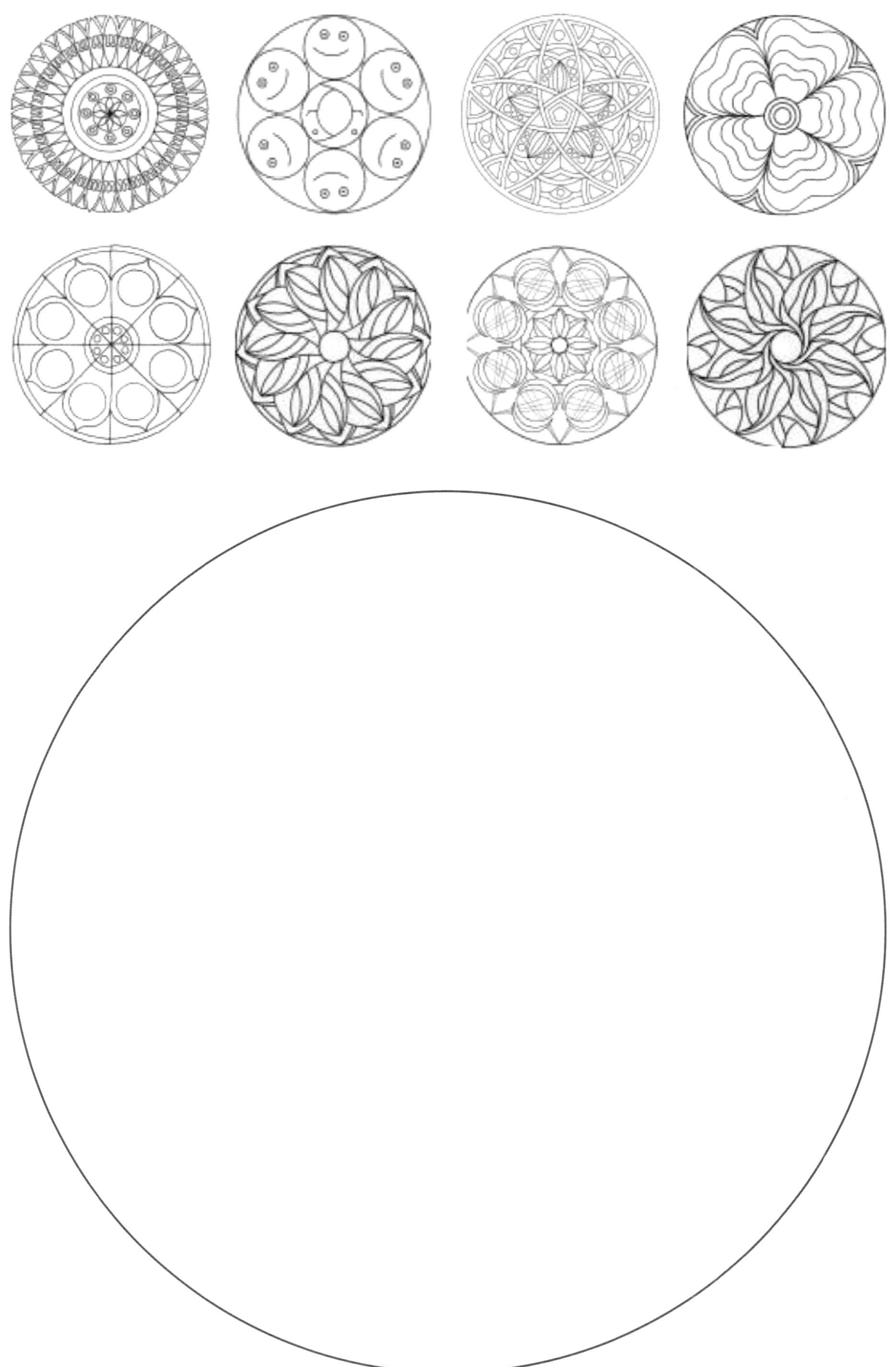

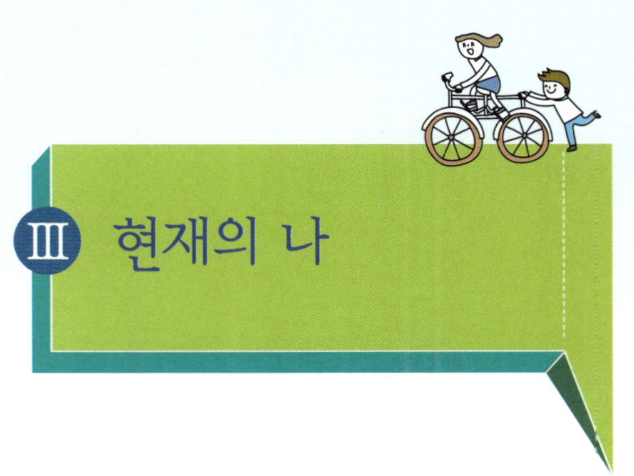

7

상자기법

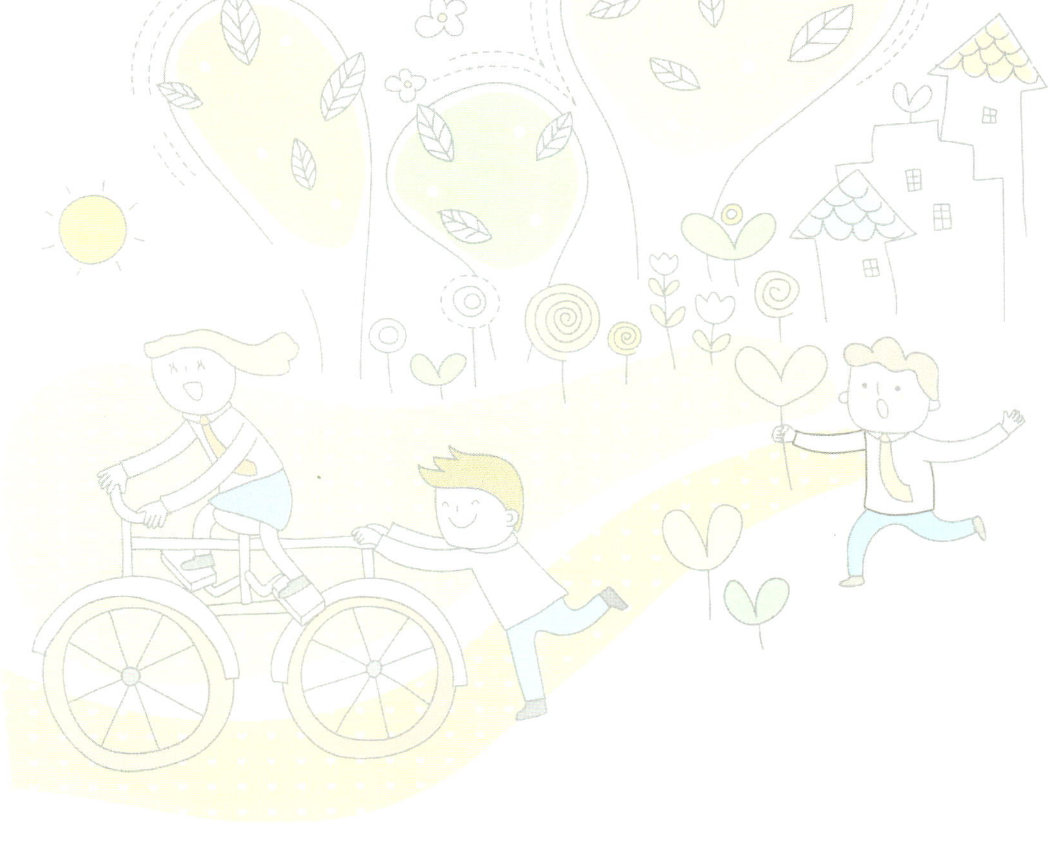

❼ 상자기법

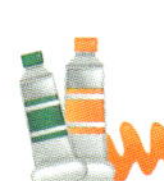 **대상자** : 아동, 청소년, 성인, 개인

 **목적**

- 자신에 대해 더 깊은 자각을 하도록 한다.

 **적용시기** : 중기

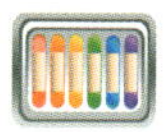 **준비물** : 다양한 크기의 상자, 여러 가지 재활용품(재료들이 다양할수록 자신을 표현하는 것이 용이함), 글루건, 가위

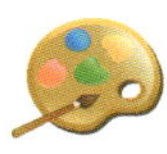 **시간** : 90분

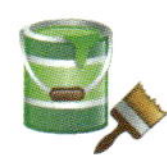 **활동**

- 상자기법에 대해 설명한다.
- 다양한 모양과 크기의 상자를 준비해 놓고, 내담자로 하여금 자신이 원하는 상자를 선택하게 한다.
- 여러 가지 재활용품을 이용하여 꾸며 보게 한다.
- 빈 상자와 사람의 연관성에 대해 설명한다.
- 시간 소요가 많은 작업이므로 치료자는 이 부분을 감안하여 작업을 지시하고 너무 재촉하지 않는 것이 좋다.
- 작업이 끝나면 내담자에게 자신의 작품에 대해 설명 하도록 한다.

상자기법 사진 부착

상자기법 사진 부착

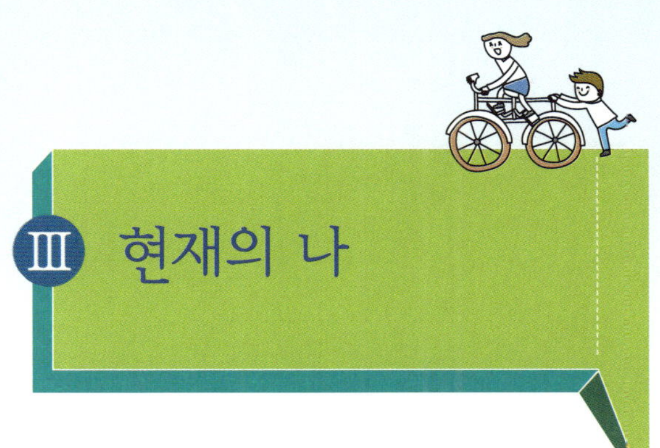

8

매직방패

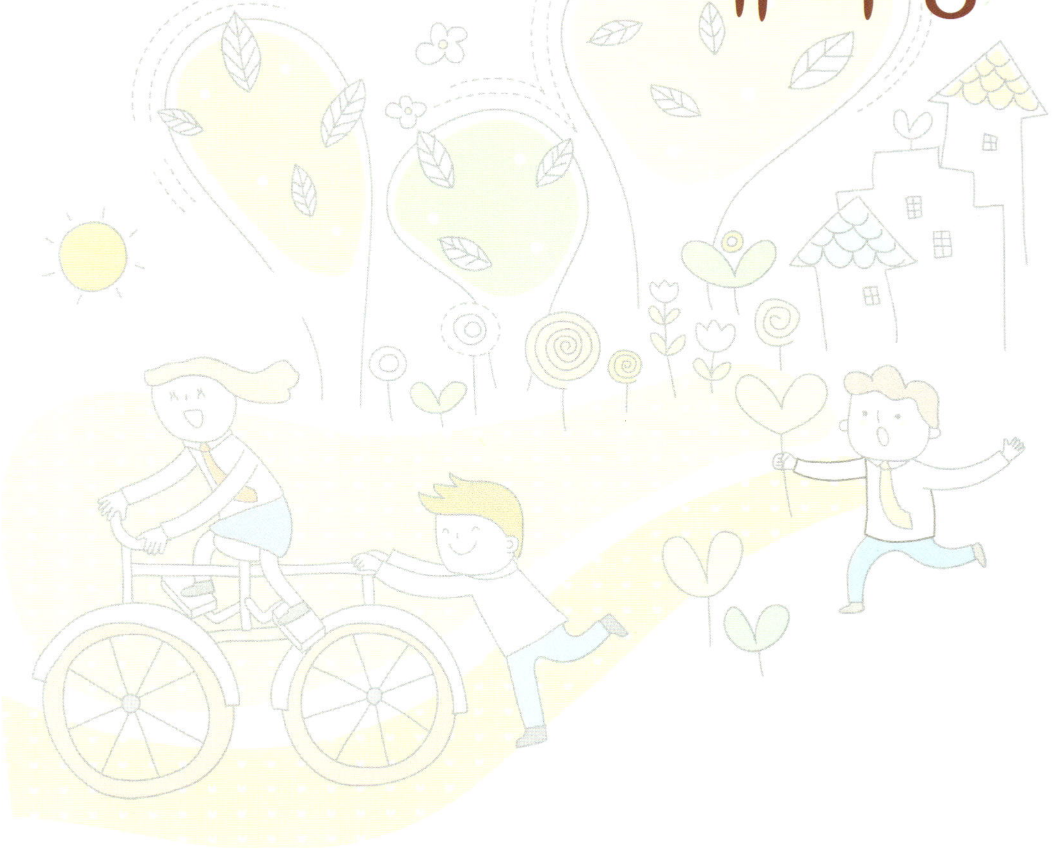

❽ 매직방패

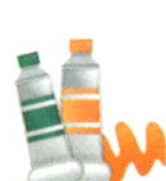
대상자 : 아동, 청소년, 성인, 개인

목적
- 자신의 스트레스 요인을 찾아 자신만의 방패를 만들어 감정의 이완을 경험한다.
- 스트레스 상황에 적극 대처한다.

적용시기 : 중기

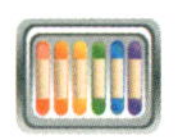
준비물 : A4용지, 필기도구, 색연필, 코팅필름, 찍찍이

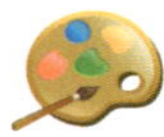
시간 : 30분

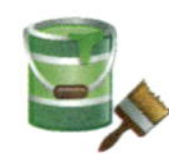
활동
- 내담자는 자신의 스트레스 요인에 대해 생각한다.
- 내담자의 스트레스를 막을 수 있는 무늬와 색으로 방패를 만들도록 한다.
- 방패를 완성 한 후 코팅하여 뒤쪽에 찍찍이를 부쳐 손잡이가 되도록 한다.
- 내담자를 공격하는 상황과 사람에 대해 자신이 만든 방패가 막아줄 수 있도록 한다.
- 놀이를 통해 친구와의 친밀감을 높이고 적극적인 신체 활동으로 스트레스를 해소한다.

방패도안 그리기

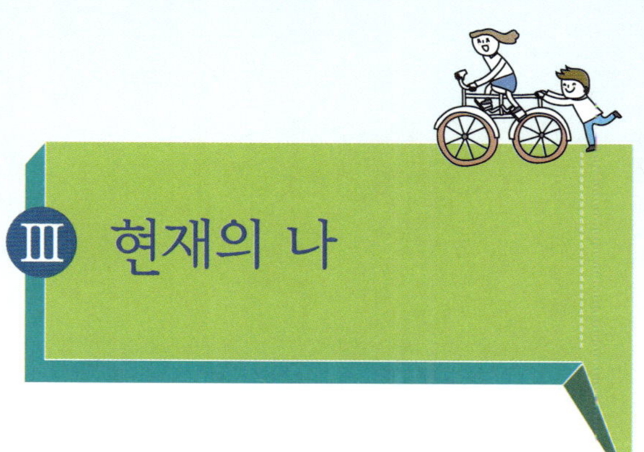

9

가면 속의 나

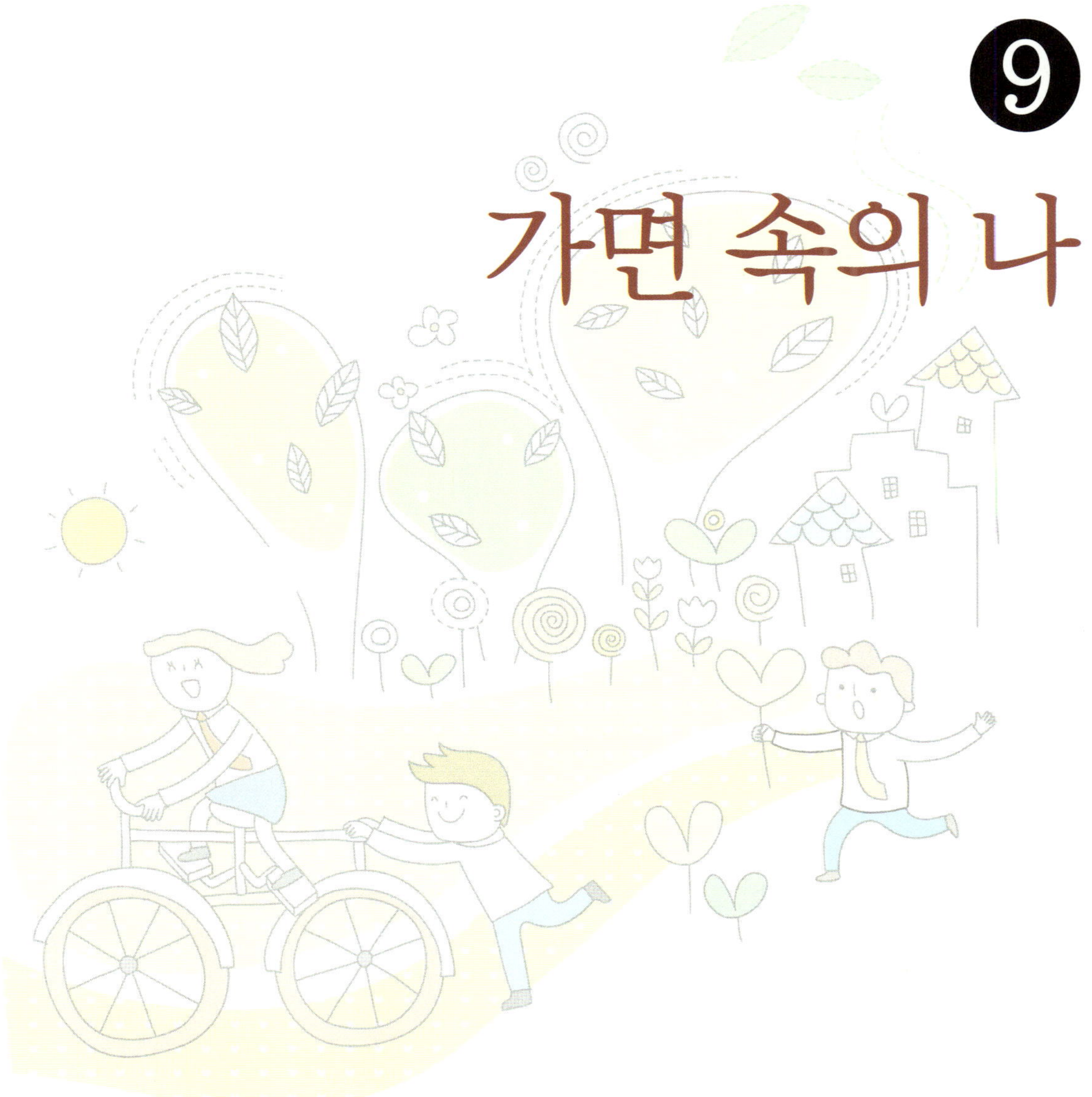

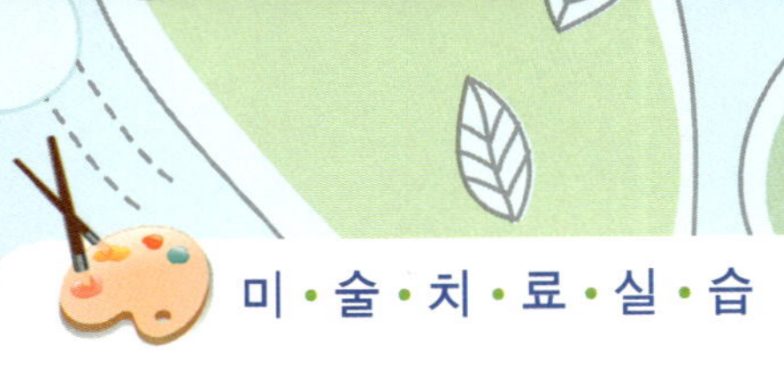

❾ 가면 속의 나

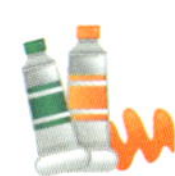 **대상자** : 아동, 청소년, 성인, 개인

 **목적**
- 자신의 스트레스 요인을 찾아 자신만의 가면을 만들어 감정의 이완을 경험한다.
- 스트레스 상황에 적극 대처한다.

 **적용시기** : 중기

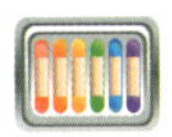 **준비물** : A4용지, 크레파스, 색연필, 유성매직, OHP필름, 고무줄

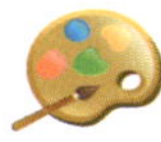 **시간** : 60분

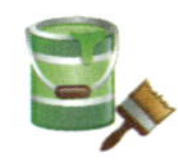 **활동**
- 내담자의 얼굴크기에 맞게 가면의 본을 떠서 그린다.
- 가면의 앞면에는 자신의 모습을 그리고, 뒷면에는 스트레스를 받은 자신의 모습을 그린다.
- 가면을 다 꾸미고 착용해서 역할극으로 표현한다.
- 다른 사람의 상황극을 보면서 다른 사람의 좋은 모습은 닮으려고 노력하고 스트레스를 받아 힘들어 하는 모습은 자신의 행동과 비교하여 고쳐야 할 부분에 대해 느낄 수 있도록 한다.

가면도안

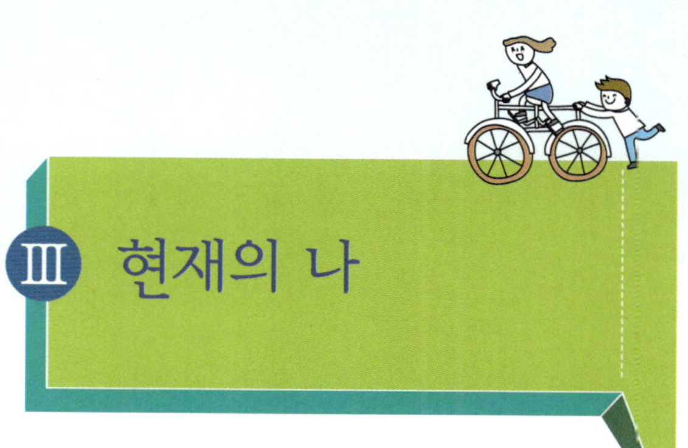

10

아지트 만들기

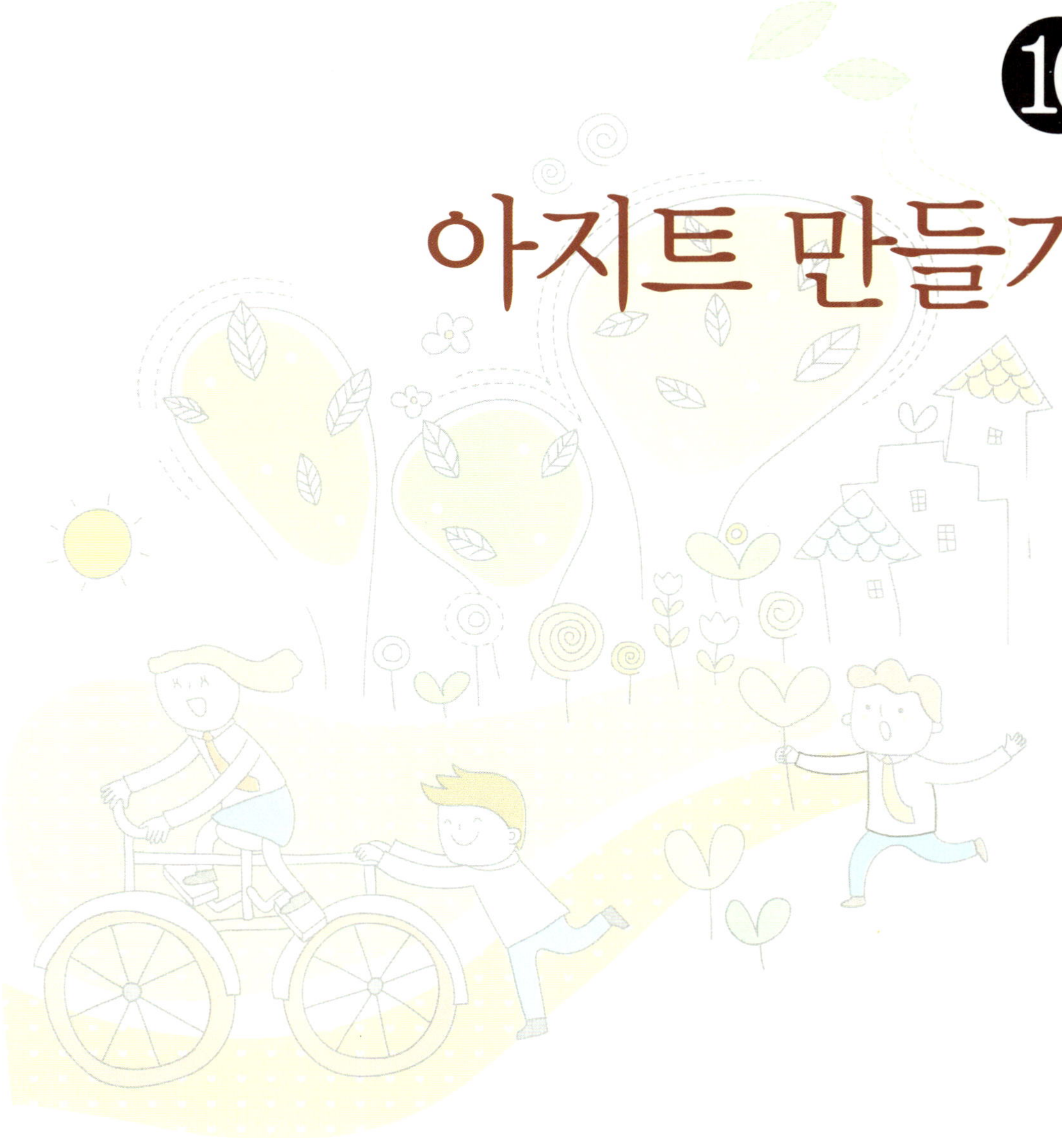

❿ 아지트 만들기

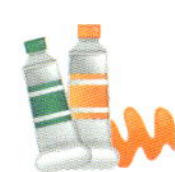 **대상자** : 아동, 청소년, 성인, 집단

 **목적**

- 신체적 활동을 통해 카타르시스를 느낄 수 있도록 한다.
- 마음열기를 통해 집단간의 결속력과 즐거움을 경험하도록 한다.

 **적용시기** : 중기

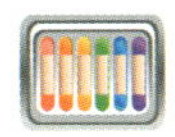 **준비물** : 다량의 신문지, 셀로판 테이프, 풀

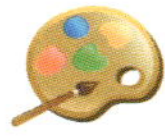 **시간** : 60분

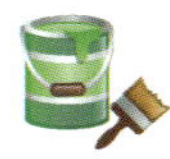 **활동**

- 신문을 세로 방향으로 길게 찢는다.
- 신문들을 조원들과 함께 길게 이어 부친다.
- 길게 이어 부쳐진 신문들을 이용해 나만의 공간(정글, 성, 숲)을 만들어 본다.
- 집단별로 아지트를 만든다.
- 대상자가 아동일 경우는 나머지 신문으로 의상이나 장신구, 무기 등을 만들어 집단끼리 전쟁놀이를 한다. 신문으로 대포알을 만들어 대포알이 아지트에 많은 팀이 지도록 한다. 진 집단이 친구들을 업고 교실을 한 바퀴 돌도록 한다.

아지트 사진 부착

아지트 사진 부착

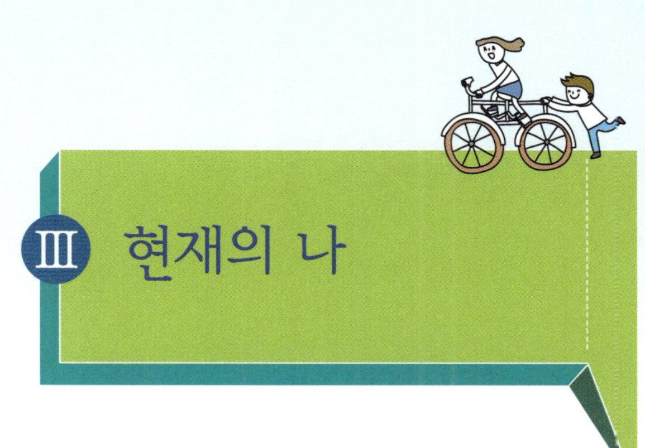

11

난 할 수 있어!

(I can do it!)

⓫ 난 할 수 있어! (I can do it!)

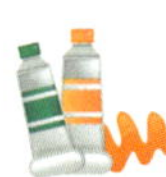 **대상자** : 아동, 청소년, 성인, 개인

 **목적**

- 내담자의 긍정적인 측면을 강조하여 자존감을 향상 시킨다.

 **적용시기** : 중기

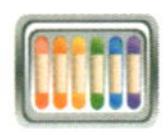 **준비물** : 필기도구, 색연필

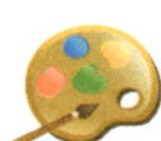 **시간** : 60분

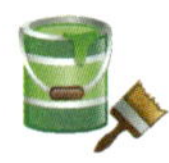 **활동**

- 내담자 자신이 잘하는 것은 어떤 것이 있는지, 자신의 좋은 점을 많이 찾아내 도록 한다.
- 내담자 자신의 단점 극복을 위해 단점이라고 생각하는 부분을 할 수 있다는 긍정적인 생각으로 바꿀 수 있도록 격려한다.
- 내담자 자신이 무언가 할 수 있다는 성취감을 가지도록 한다.

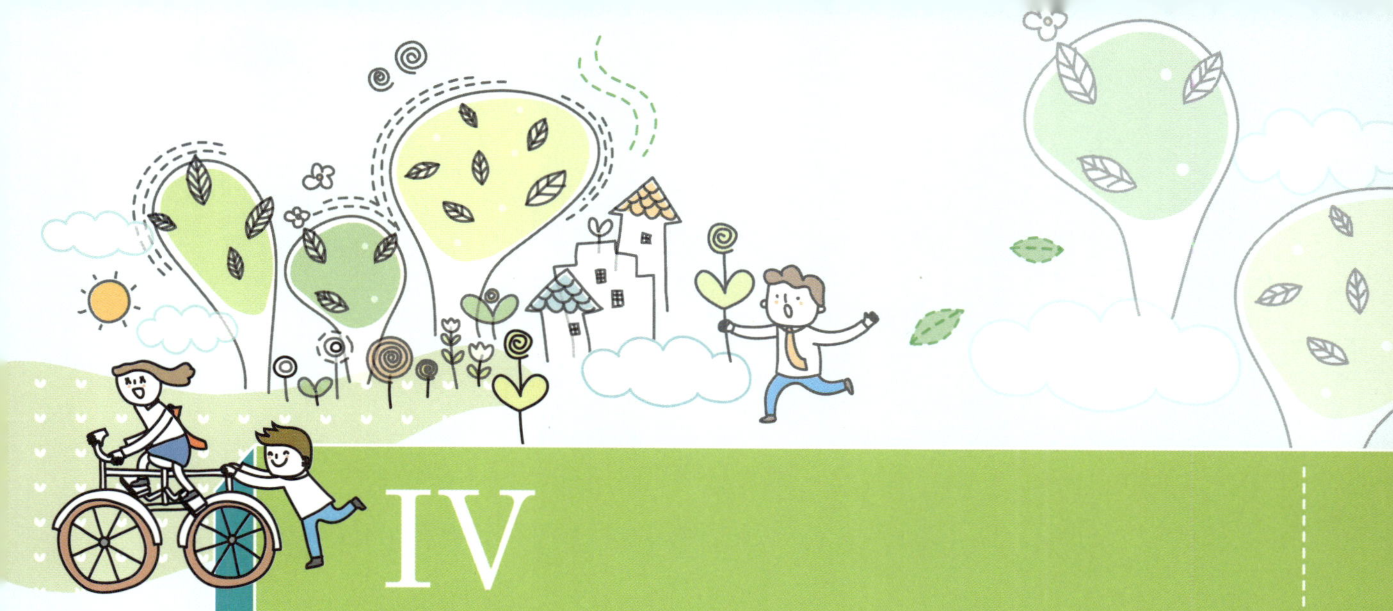

IV

미래의 나

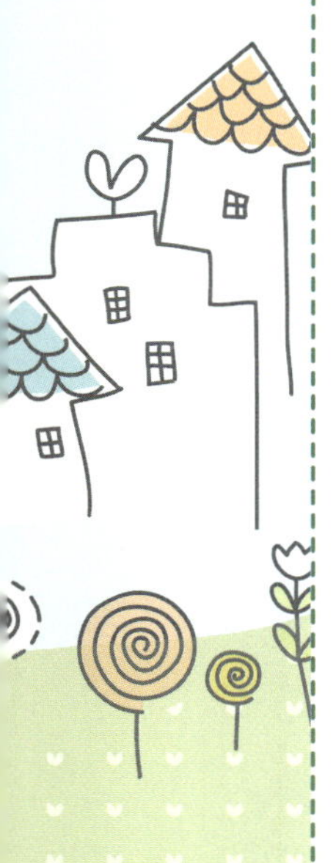

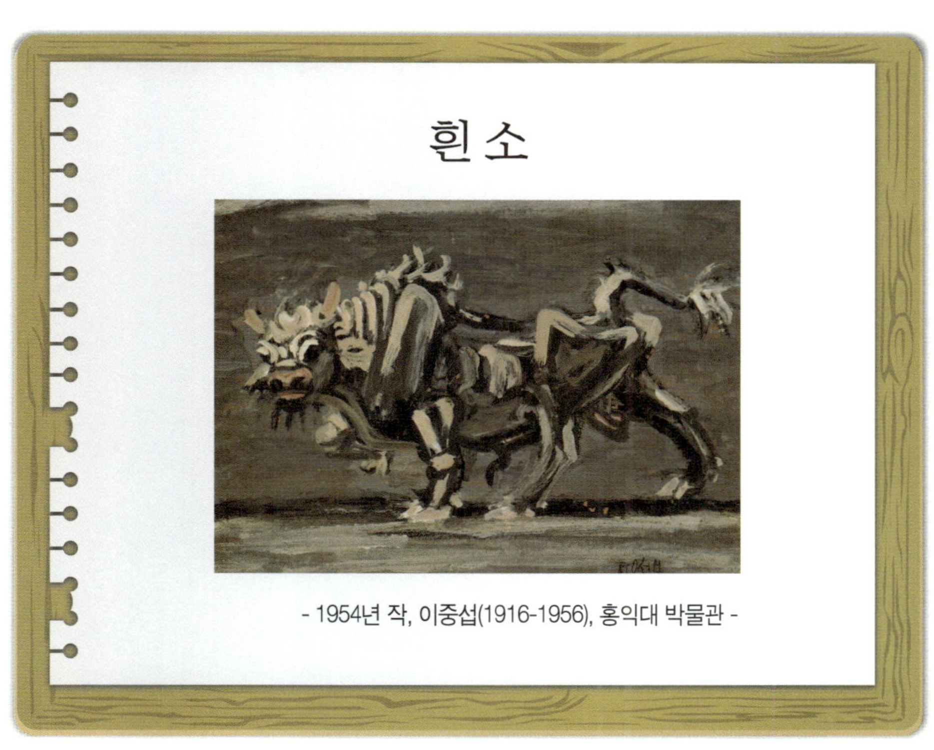

흰 소

- 1954년 작, 이중섭(1916-1956), 홍익대 박물관 -

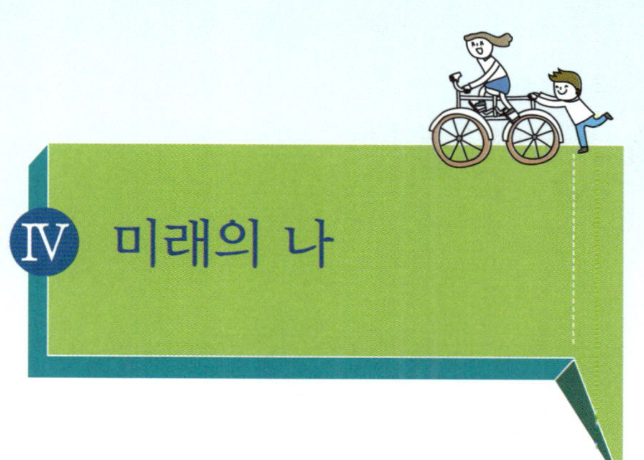

① 웅덩이

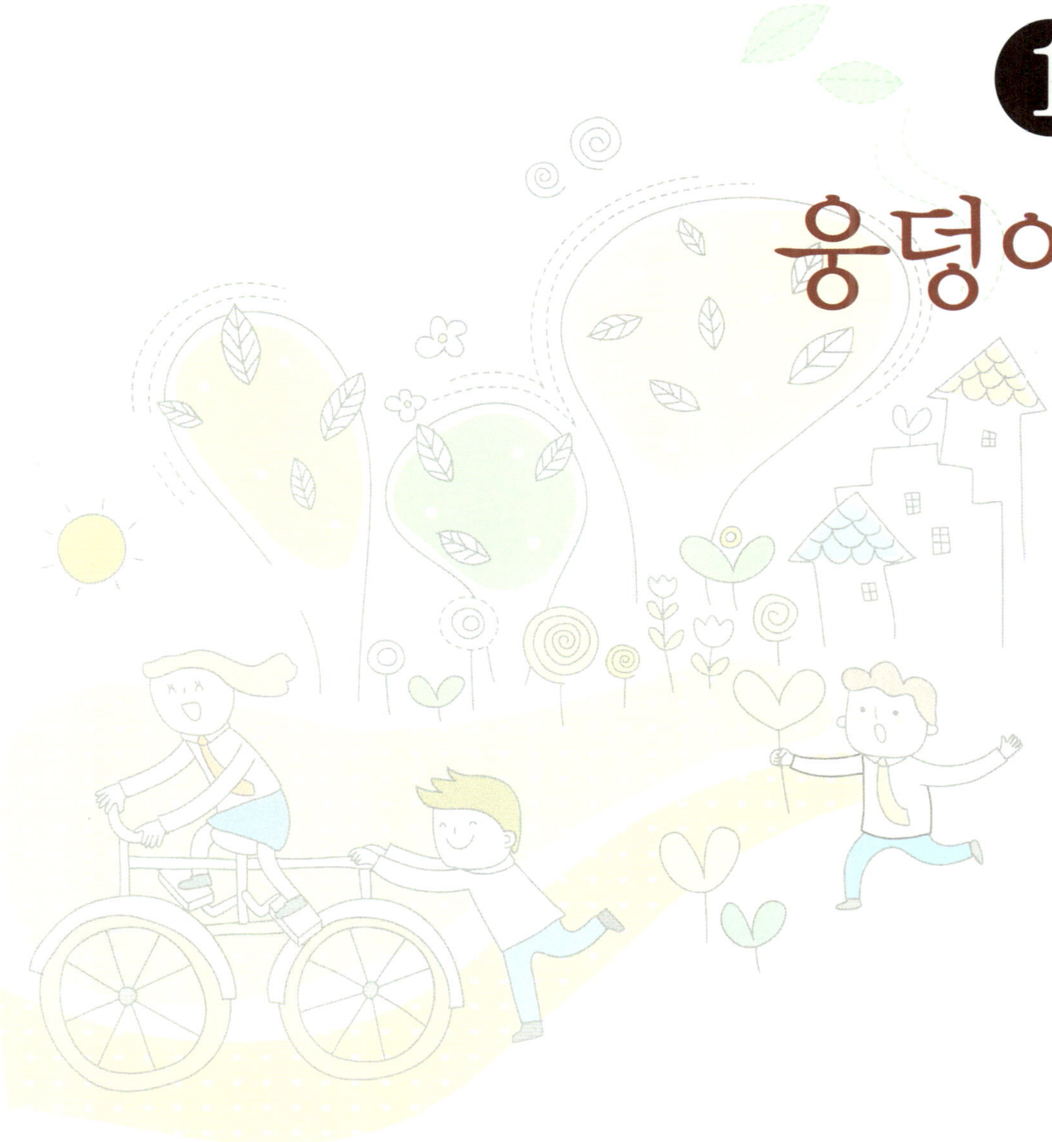

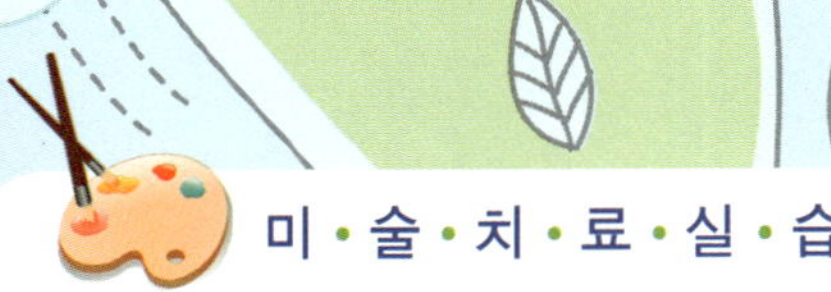

❶ 웅덩이

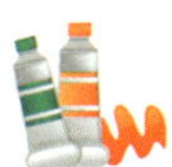

대상자 : 청소년, 성인, 개인

목적

- 내담자가 절망감을 느낄 때 자신을 도와 줄 사람이 있음을 알게 하여 희망을 가지게 한다.

적용시기 : 말기

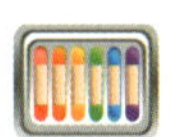

준비물 : 8절 도화지(다양한 크기의 종이), 크레파스나 색연필

시간 : 60분

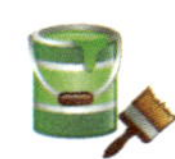

활동

- 'U' 자 모양의 웅덩이가 그린 종이를 제시한다.
- 웅덩이 안에 있는 자신의 모습을 그리게 한다.
- 웅덩이 위쪽에는 내담자가 웅덩이 밖으로 나오는 데 도움을 줄 수 있는 사람을 모두 그리게 한다.
- 내담자가 밖으로 나오기 위해 무엇을 할 수 있는지를 그림으로 그리도록 한다.
- 웅덩이 위에 있는 사람이 도와 줄 수 있는 방법을 그림으로 그리도록 한다.

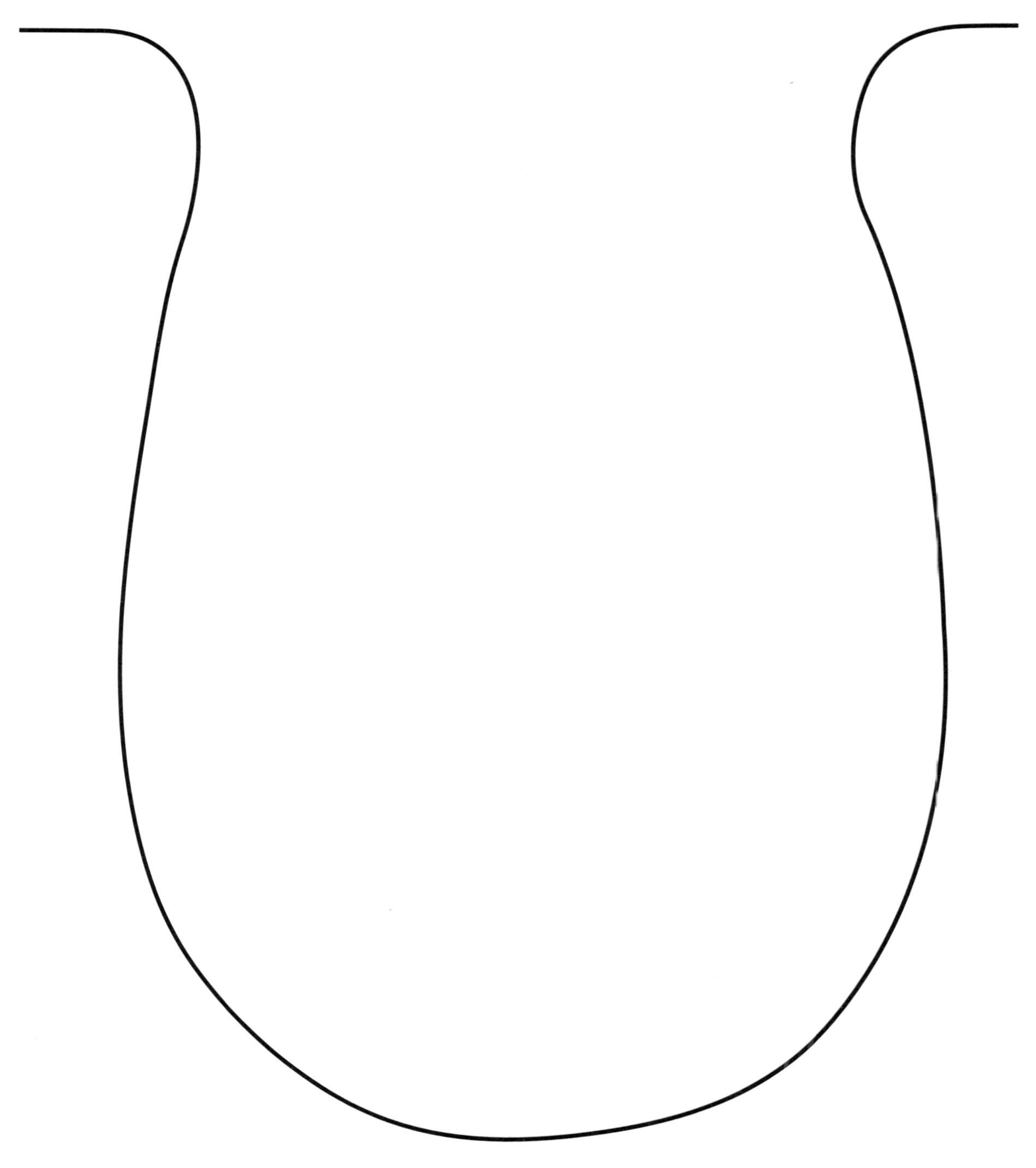

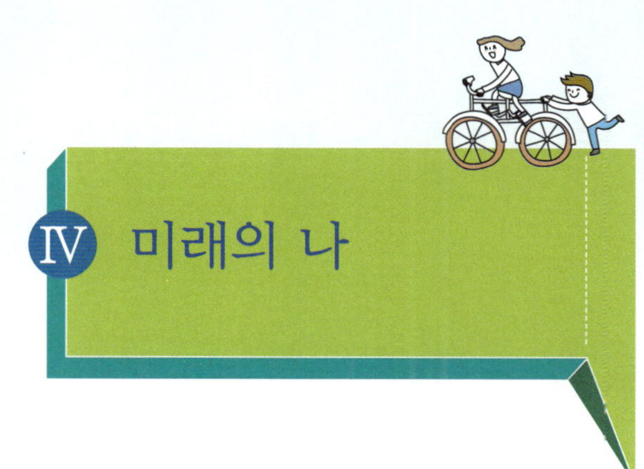

②

콜라주

– 버리고 싶은 것,
가지고 싶은 것

❷ 콜라주 – 버리고 싶은 것, 가지고 싶은 것

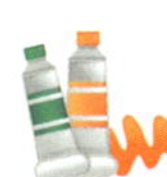 **대상자** : 청소년, 성인, 개인

 **목적**

- 내담자의 욕구를 파악하고, 자신의 모습에서 소망하고 있는 것을 알도록 한다.

 **적용시기** : 중기, 말기

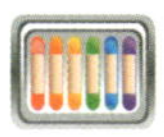 **준비물** : 잡지책, 도화지, 크레파스, 다양한 재활용품

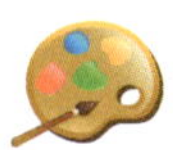 **시간** : 60분

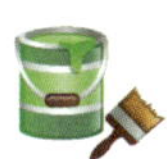 **활동**

- 내담자에게 자신을 탐색할 수 있는 시간을 주고 다음의 지시사항을 준다.
- 생활하면서 자신이 대견하고 마음에 들 때도 있지만, 때론 자신이 마음에 들지 않아 힘이 들 때도 있습니다. 자신을 힘들게 하는 것과 자신을 대견스럽게 여기도록 해주는 것들을 생각해 보자.
- 자신의 모습 중에서 버리고 싶은 것과 가지고 싶은 것을 그림으로 그리거나 잡지책을 이용해서 붙여 본다.
- 자신을 대견스럽게 여기도록 해 주는 것들을 잡지책에서 찾아 꾸며 보도록 한다.

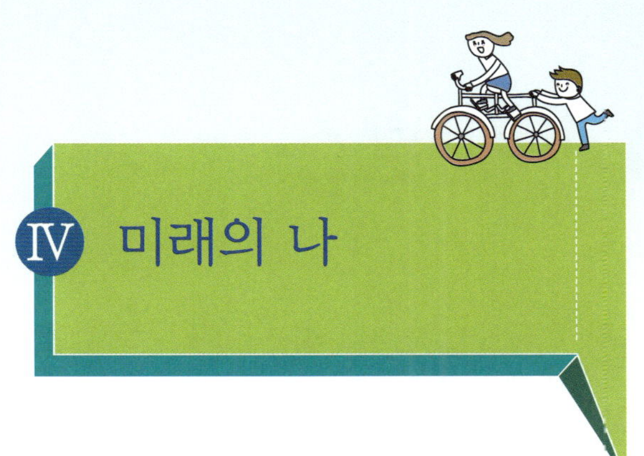

3

미래 모습

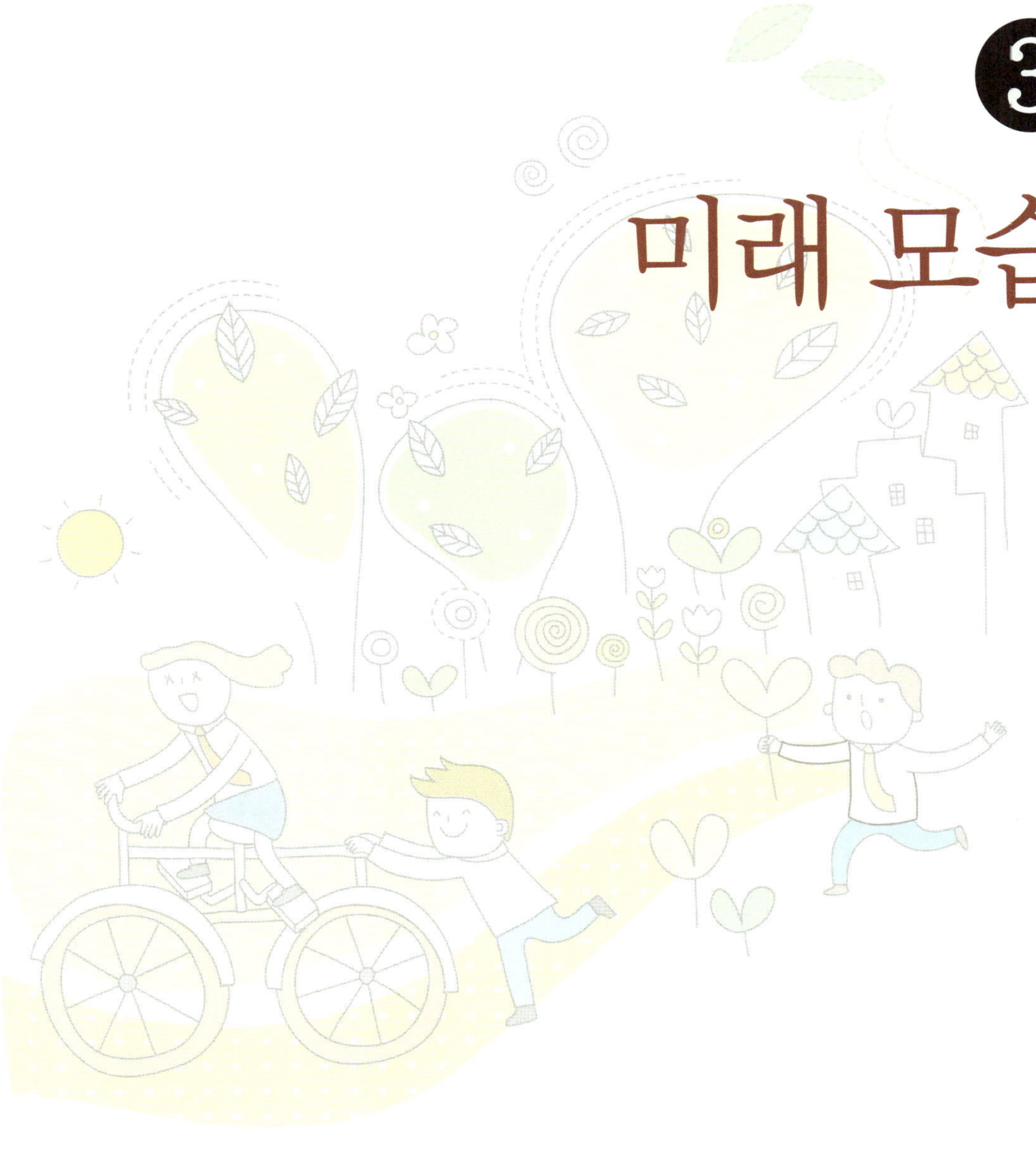

❸ 미래 모습

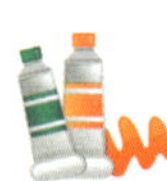 **대상자** : 청소년, 성인, 개인

 **목적**

- 미래의 목표를 명확하게 하고, 그것을 향해 한 걸음, 한 걸음 나아갈 수 있도록 도와준다.

 **적용시기** : 중기, 말기

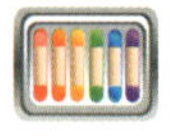 **준비물** : 8절 도화지, 크레파스나 색연필

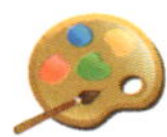 **시간** : 60분

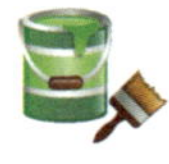 **활동**

- 미래에 가장 바라는 것이 무엇인지에 대해 생각하게 한다.
- 미래에 대한 활용 양식지를 만들어 본다.
- 제일 위에 미래의 목표를 그림이나 글로 표현하게 한다.
- 목표를 실현하기 위해 지금 할 수 있는 것을 제일 아래 칸에, 그 다음 단계에서 할 수 있는 것을 그 다음 칸에, 그 다음 단계에서 할 수 있는 것을 그 다음 칸에 그림으로 그리거나 글로 쓰게 한다.

예시)

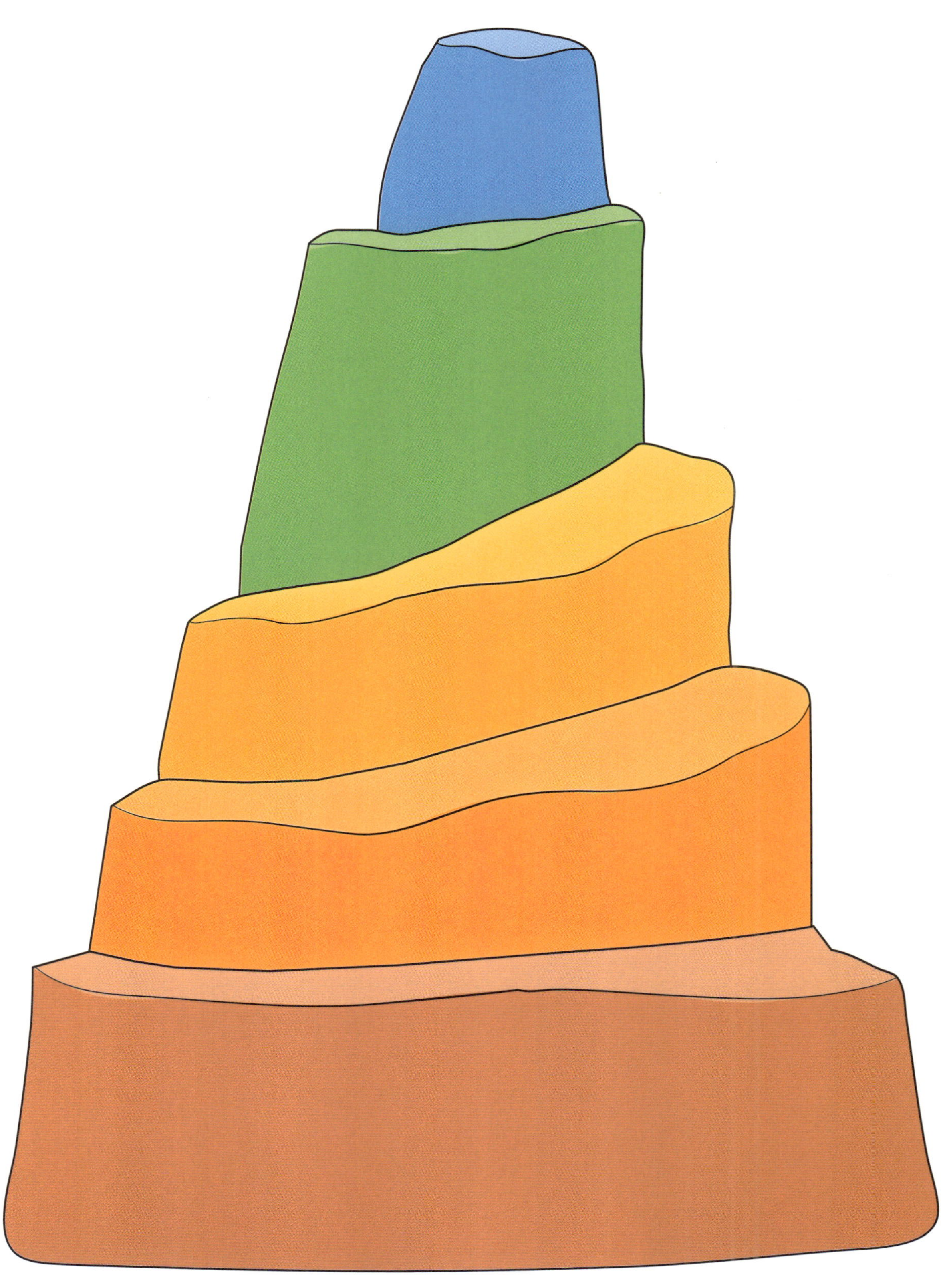

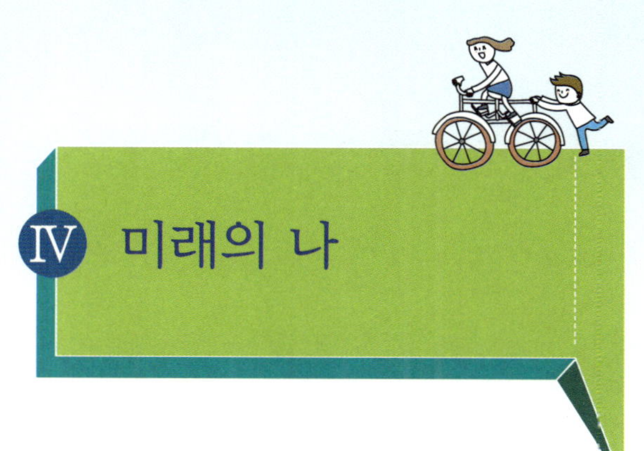

4

꿈을 주는 나무

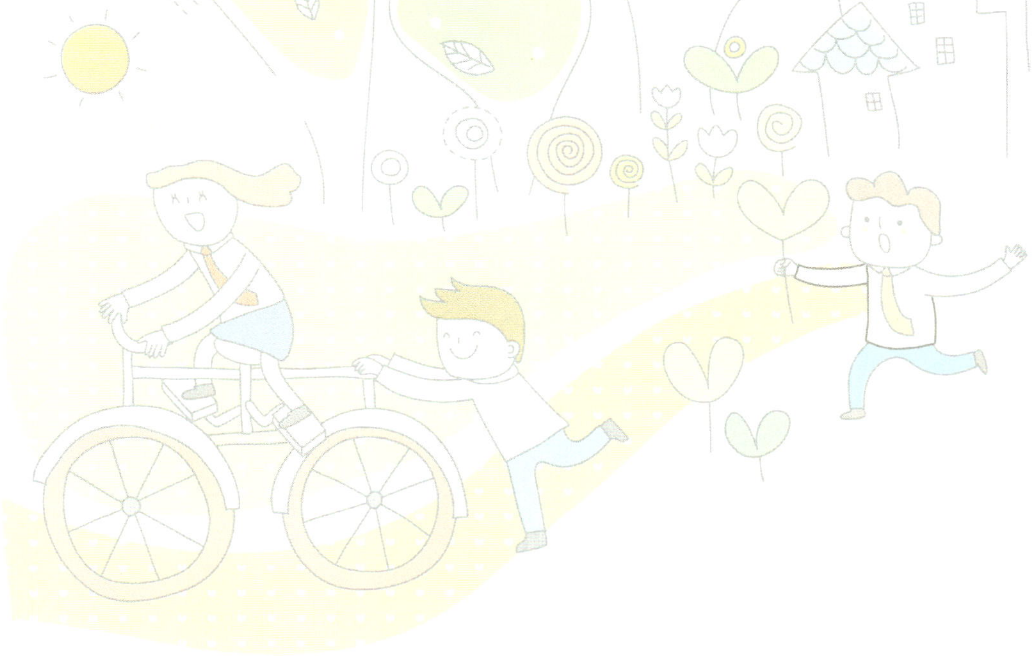

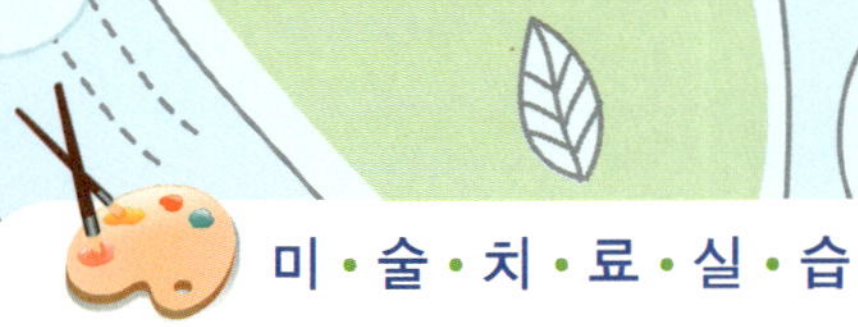

❹ 꿈을 주는 나무

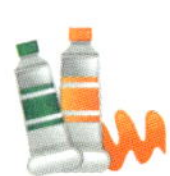
대상자 : 청소년, 성인, 개인

목적

- 내담자의 미래의 방향을 설정하고 자존감을 향상시킨다.

적용시기 : 말기

준비물 : 8절 도화지(다양한 크기의 용지), 색종이, 다양한 색깔의 한지, 가위, 풀, 크레파스

시간 : 60분

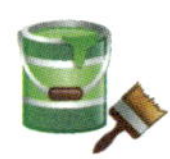
활동

- 자신의 장점과 자신의 진로와 희망을 생각해 보게 한다.
- 종이에 자신의 나무를 그리게 한다.
- 나무에 줄기를 그리고 잎에는 자신의 장점을, 꽃이나 열매에는 자신의 희망과 꿈을 그리도록 한다.
- 질문과 이야기를 통하여 자신의 희망과 꿈을 구체화 시킬 수 있도록 한다.

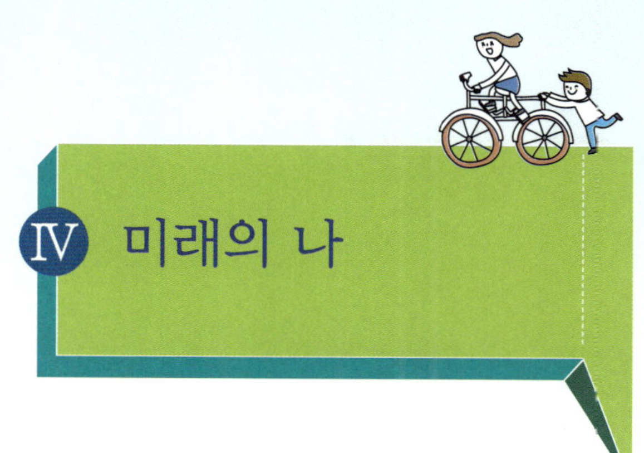

5

인생 파노라마

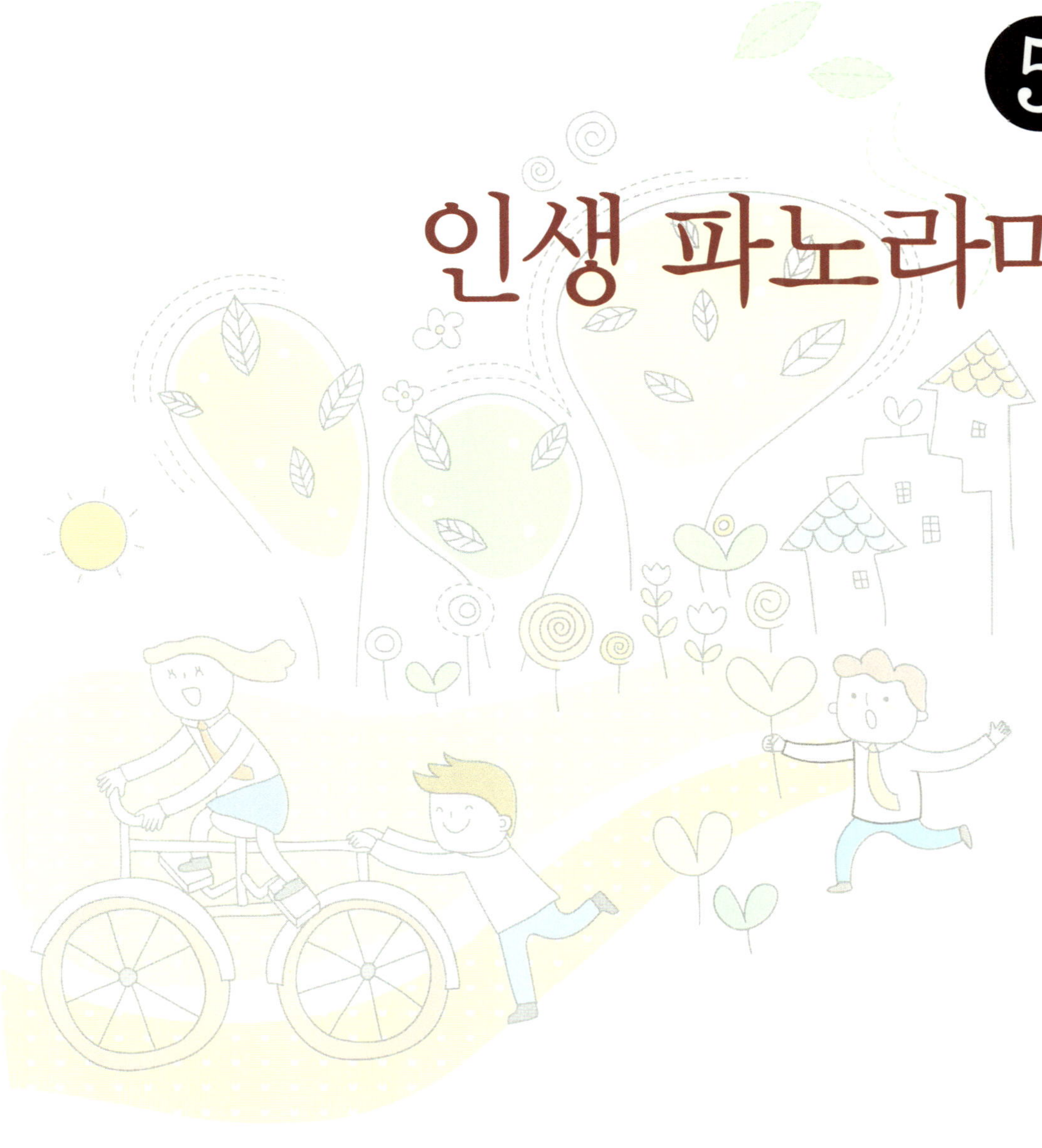

❺ 인생 파노라마

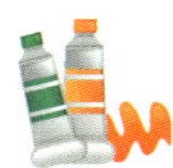 **대상자** : 성인, 개인

 **목적**

- 자신의 정체성을 발견하고 개발하며 자신의 삶을 수용 하도록 한다.
- 자신의 삶 전체를 돌아보며 삶의 경험을 정리한다.

 **적용시기** : 말기

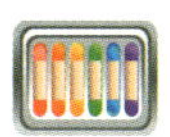 **준비물** : 필기도구, 색연필

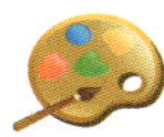 **시간** : 60분

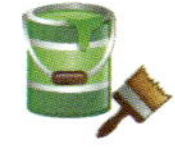 **활동**

- 내담자의 개인 역사에 대해 생각해 보도록 한다.
- 자신이 경험해 보지 못한 부분까지도 예상해서 그려 보도록 한다.
- 전체적인 인생의 파노라마를 그림으로 표현하며 추상적으로 표현이 가능하다.
- 정신적, 신체적 영역에서의 자신의 모습을 표현 할 수 있도록 한다.

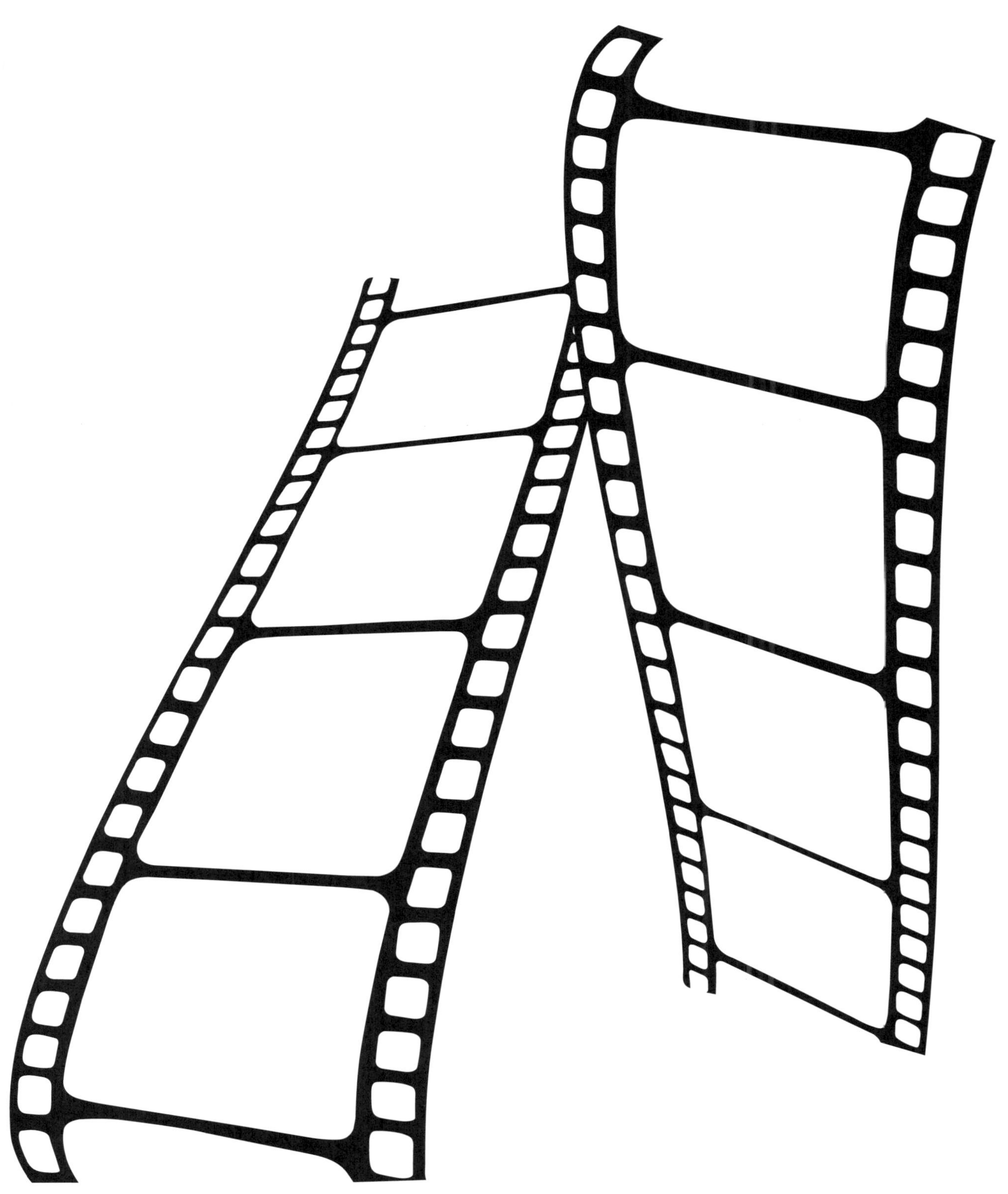

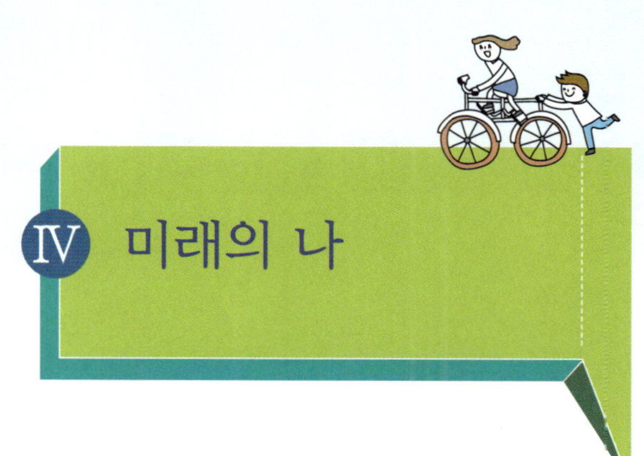

6

Air balloon 타고 여행하기

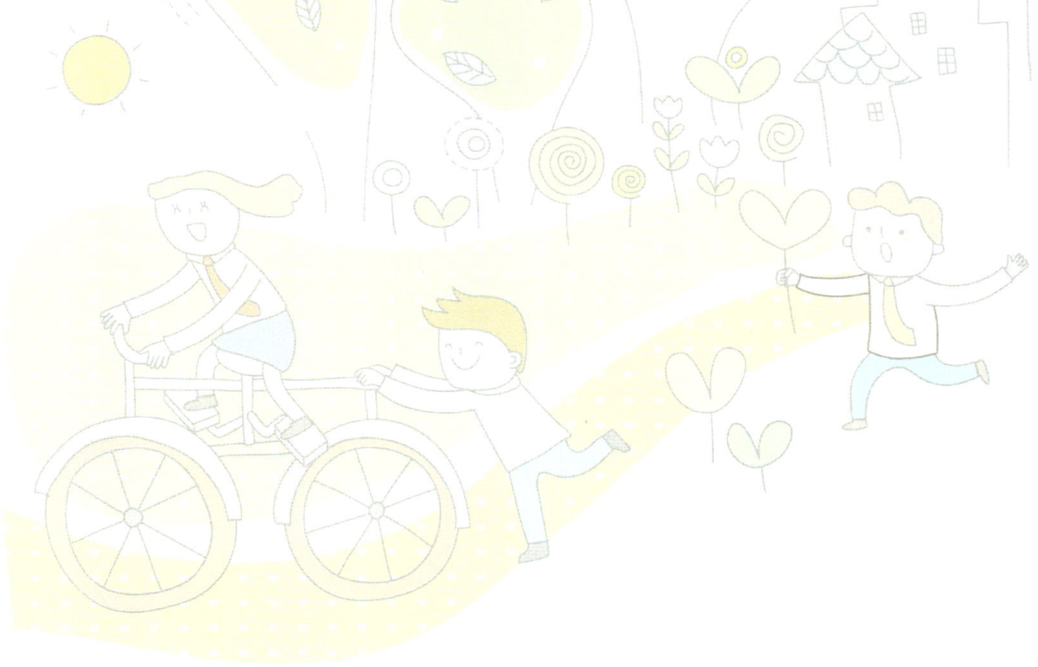

❻ Air balloon 타고 여행하기

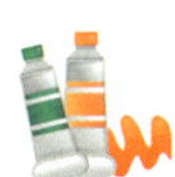
대상자 : 아동, 청소년, 성인, 집단

목적

- 미래를 향해 하늘을 날듯 내담자의 꿈을 추구할 수 있도록 도와준다.

적용시기 : 말기

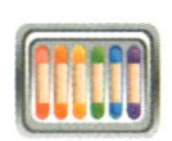
준비물 : 필기도구, 색연필, 그림도구

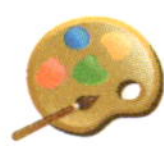
시간 : 60분

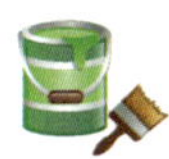
활동

- 어릴적 동화에서나 나올법한 상상의 나래를 펼칠 수 있도록 한다.
- Air balloon을 타고 미래의 꿈에 대한 상상을 해본다.
- '나는 어디로 가고 있는지?, 어디로 갈 것인지?' 생각해 본다.

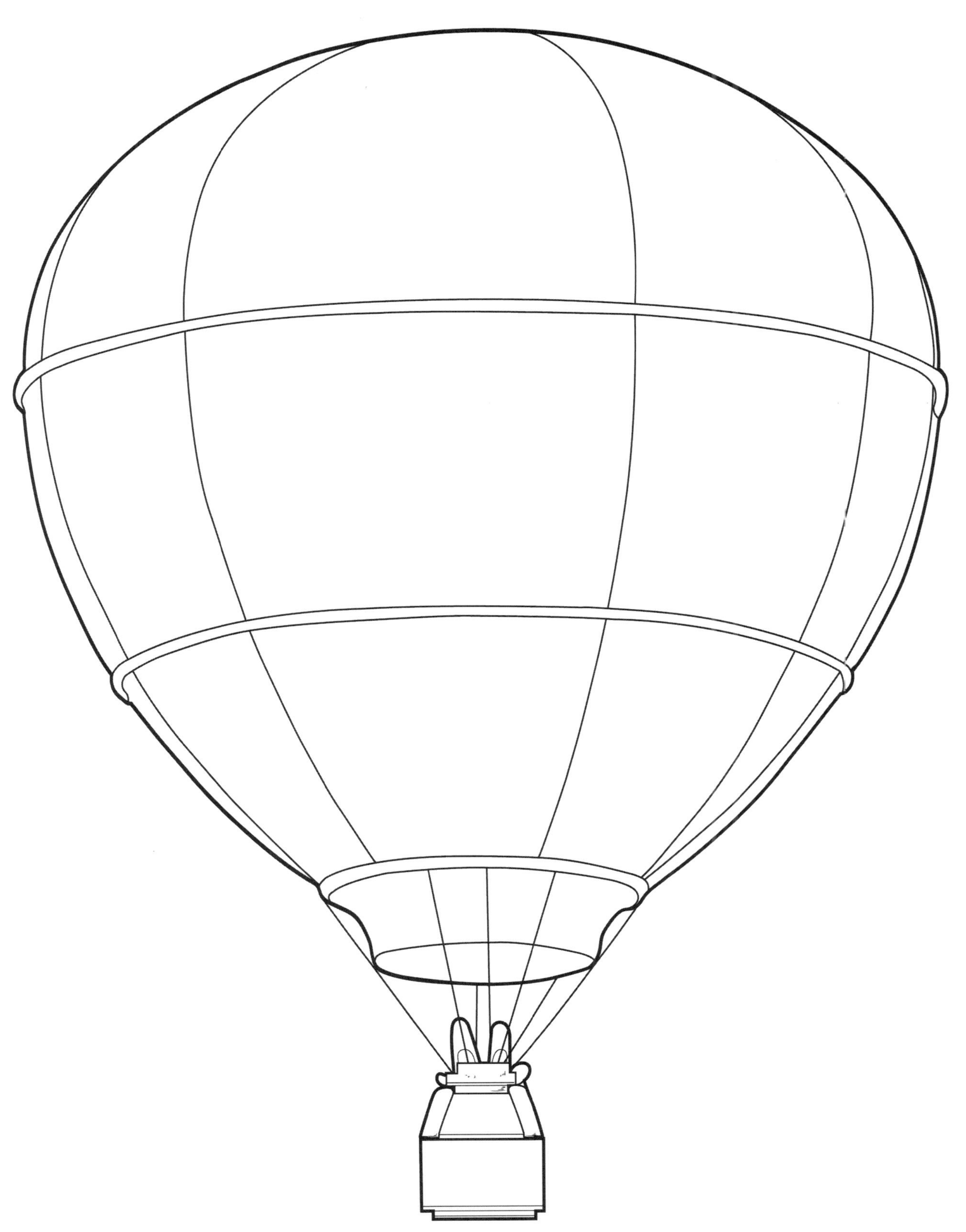

V

새로운 나

Little Windows Into Art Therapy: Small Openings for Begining CHES

어제보다
1% 더 노력하고
1% 더 발전하자
- Thomas Alva Edison, 1847~1931 -

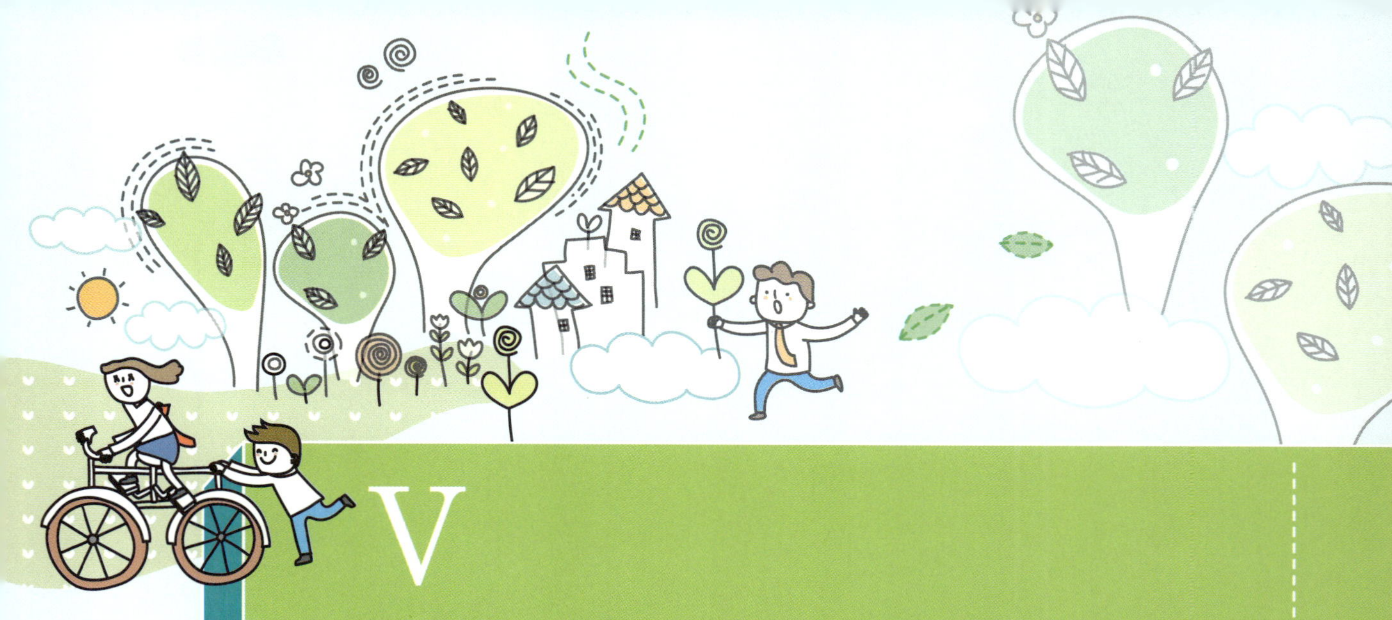

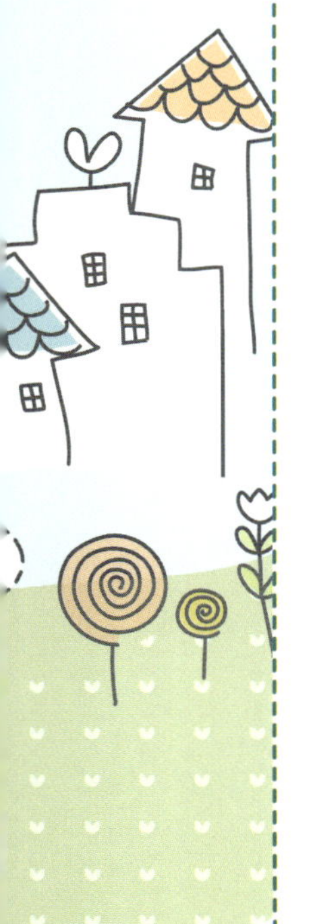

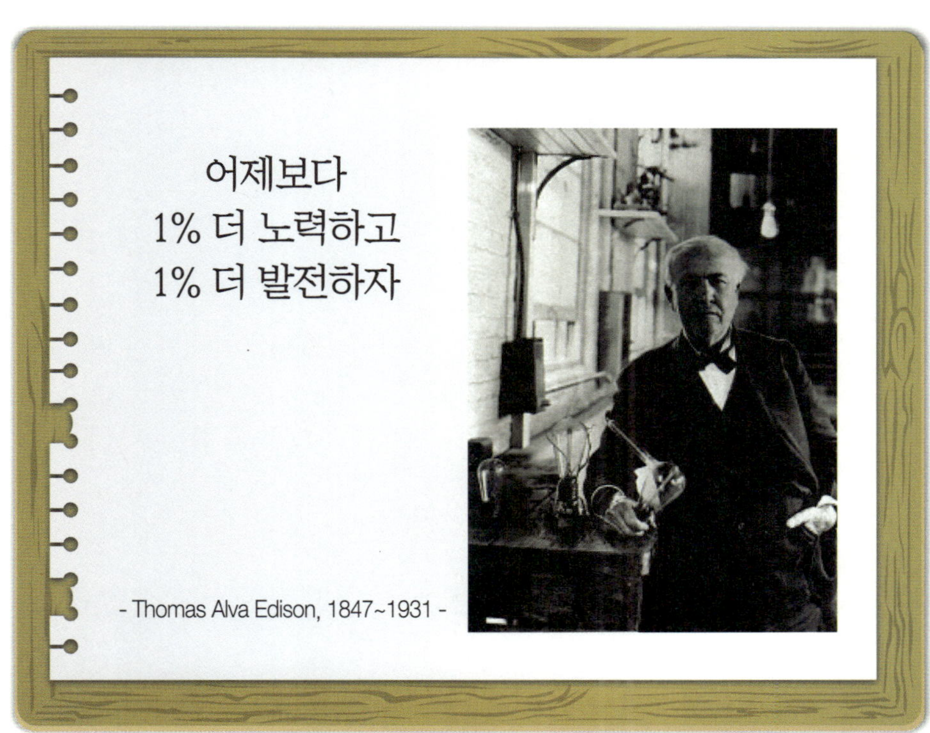

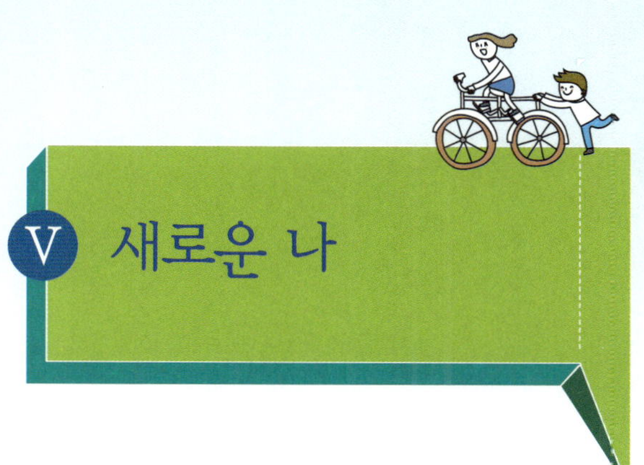

1 변화된 나

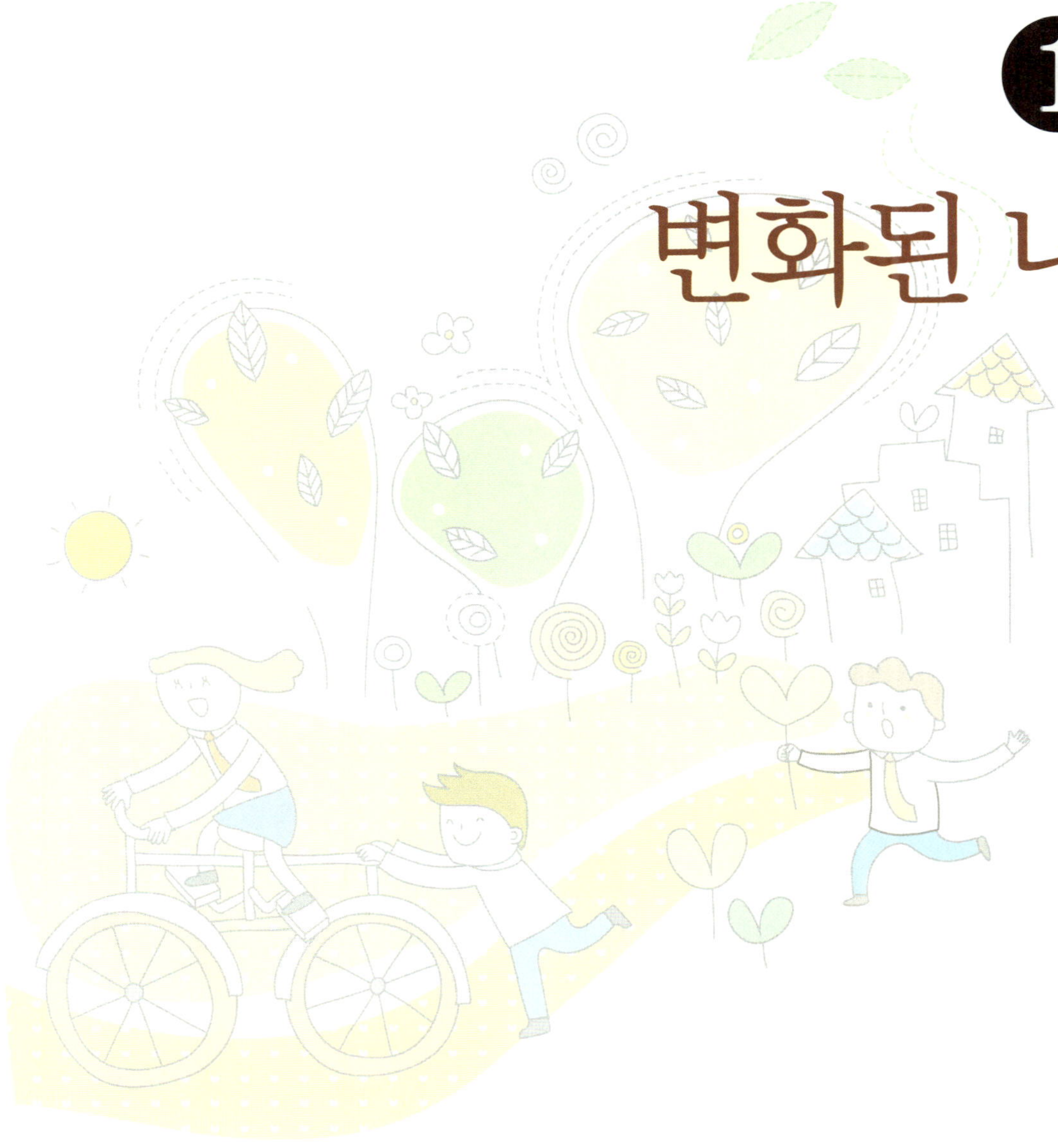

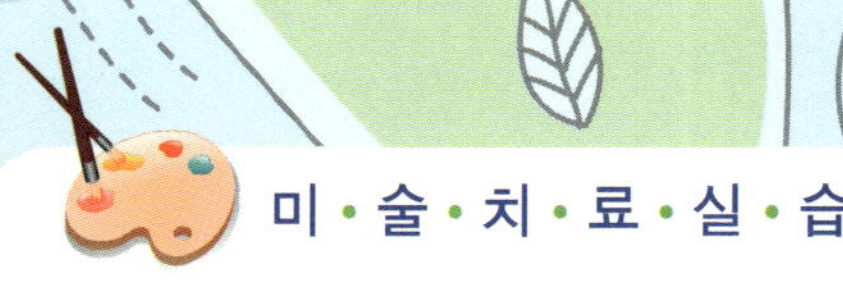

❶ 변화된 나

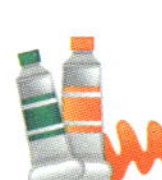 **대상자** : 청소년, 성인, 개인

 **목적**

- 프로그램을 마무리 하면서 자신의 긍정적인 변화를 생각하면서 자신감을 가지도록 한다.

 **적용시기** : 말기

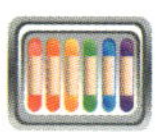 **준비물** : 필기도구, 색연필

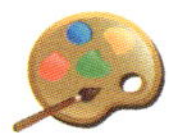 **시간** : 60분

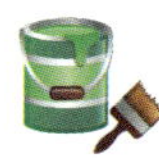 **활동**

- 눈을 감고 전반적인 프로그램을 하는 동안을 생각해 본다.
- 내담자의 변화된 모습을 적어본다.
- 긍정적인 변화와 부정적인 변화를 10개씩 적어본다.
- 서로 자신이 적은 내용을 발표하여 친구들이 미처 발견하지 못한 점을 이야기해 준다.
- 다른 친구의 이야기를 듣고 나 자신이 변화 되어야 할 부분은 어떤 것이 있을지 다짐하는 시간을 가진다.

긍정적인 변화	부정적인 변화
긍정적인 변화	부정적인 변화

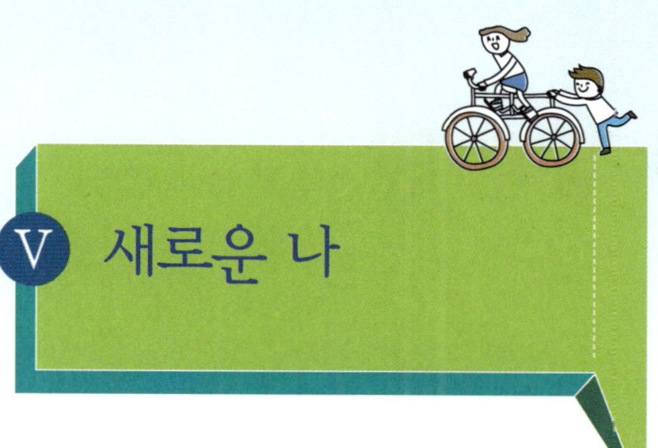

② 칭찬 만국기

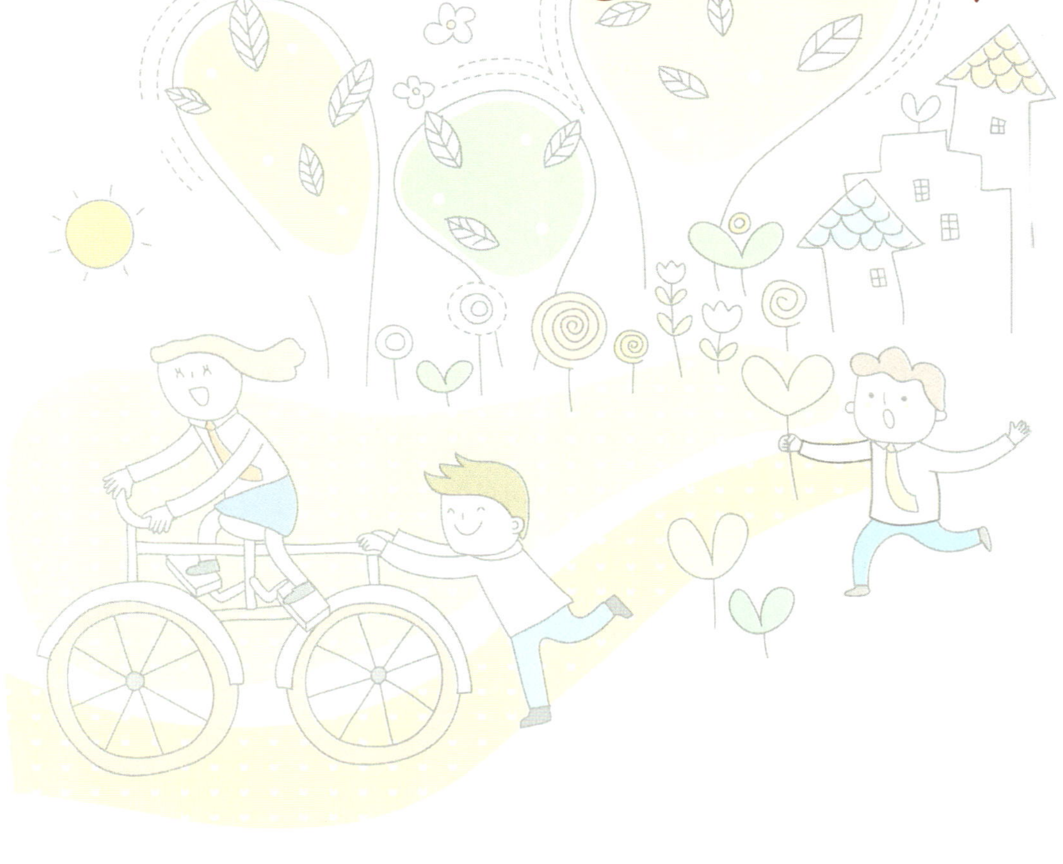

❷ 칭찬 만국기

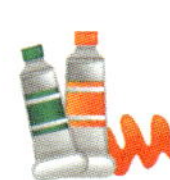 **대상자** : 아동, 청소년, 성인, 집단

 **목적**

- 칭찬 만국기를 통해 자신의 모습이나 친구들의 모습이 성장에 만족감과 자신감을 가질 수 있도록 한다.

 **적용시기** : 말기

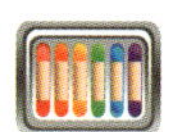 **준비물** : 필기도구, 색연필, 색종이, 낚시줄, 풀

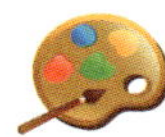 **시간** : 60분

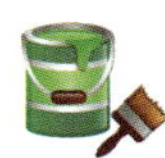 **활동**

- 칭찬의 글과 그림만 보여지도록 한다.
- 나의 변화된 모습이나 친구들의 변화된 모습을 색종이에 적어 본다.
- 색종이에 여러 가지 칭찬 그림을 그리도록 한다.
- 내담자 눈높이 정도로 교실에 가로로 줄을 널어준다.
- 널어 둔 줄에 칭찬 글, 그림들을 걸어둔다.
- 서로가 서로에게 어떤 글과 그림을 남겼는지 알아본다.
- 다른 친구들이 자신에 대해 어떻게 생각하고 있는지에 대해 알고 본인의 생각과도 일치하는지 깨닫는다.

만국기 사진 부착

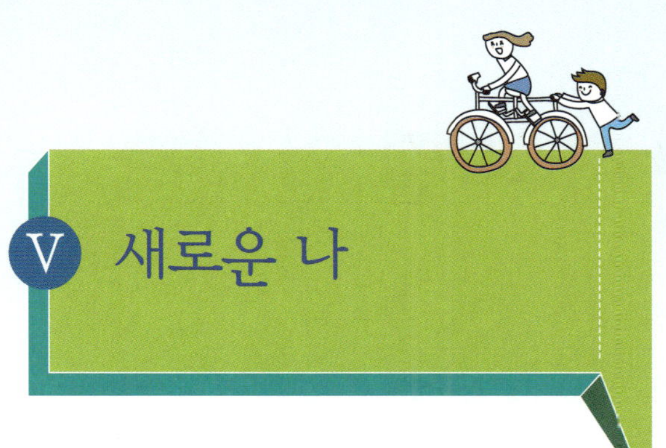

3

나의 길 안내판
(My Navigation)

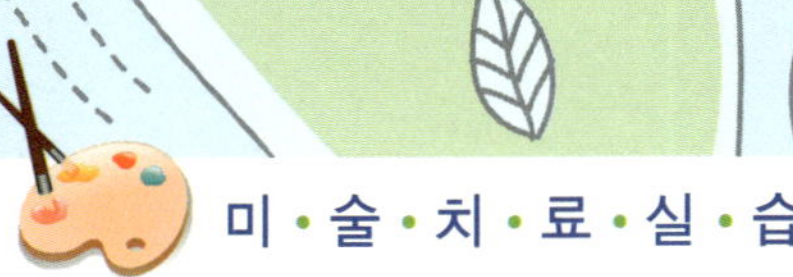

❸ 나의 길 안내판 (My Navigation)

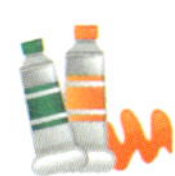 **대상자** : 아동, 청소년, 성인, 집단

 **목적**

- 자신의 정체성을 발견하고 개발하며 자신의 삶을 수용 하도록 한다.
- 자신의 나아갈 방향을 미리 제시해 보고 노력 하도록 한다.

 **적용시기** : 말기

 **준비물** : 필기도구, 색연필

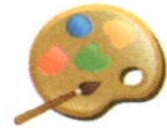 **시간** : 60분

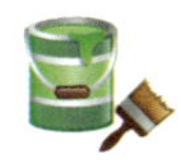 **활동**

- 제시된 교안지를 보고 미래에 내담자 자신이 해야 할 일에 대해 생각해 보도록 한다.
- 표지판에 하나씩 자신이 하고 싶은 일, 미래의 장소 등을 적어가면서 내담자 자신이 무엇을 해야 하는지 고민해 보도록 한다.
- 내담자 자신의 미래 지향적 발전가능성의 계기를 만들어 본다.

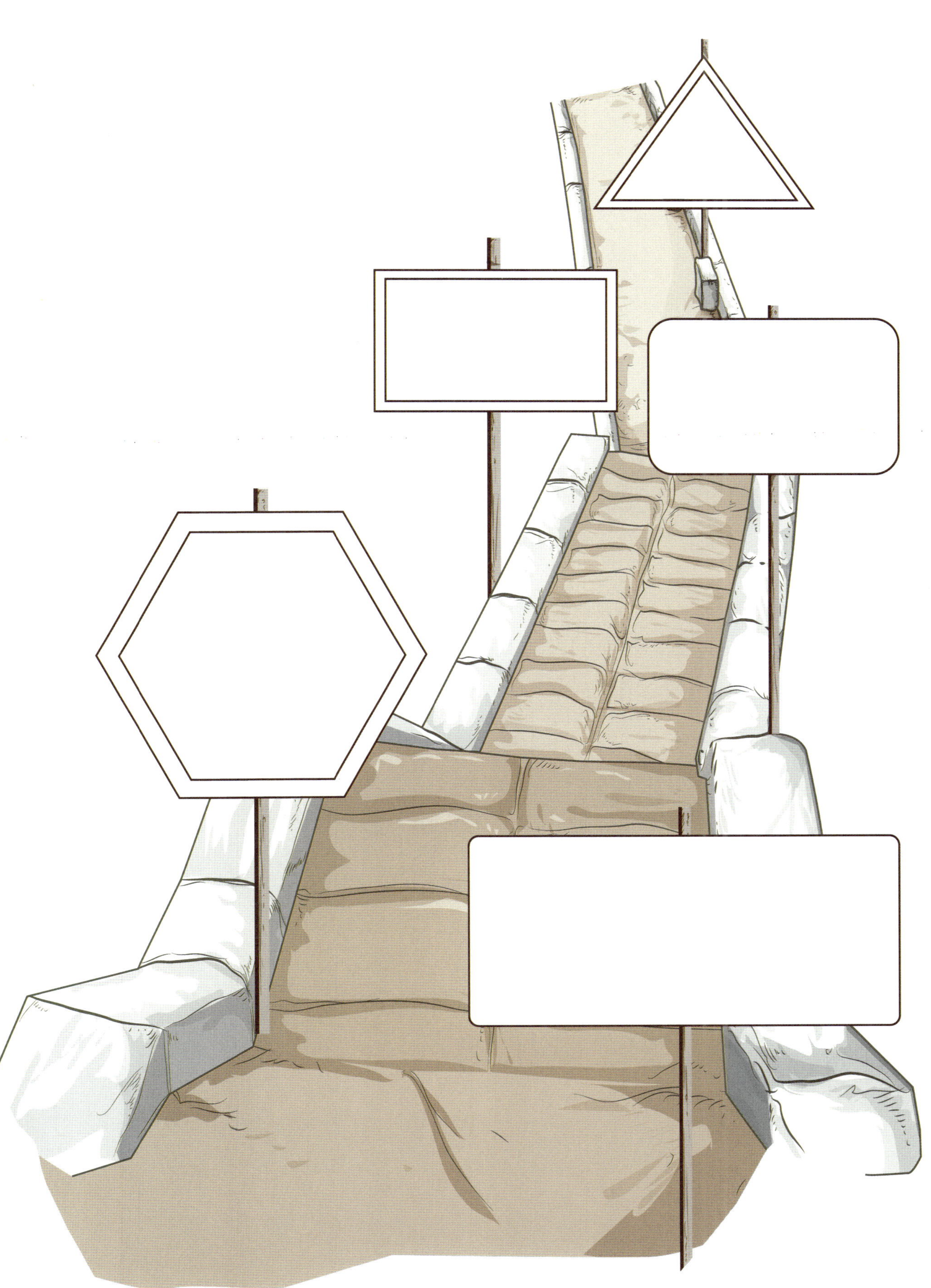

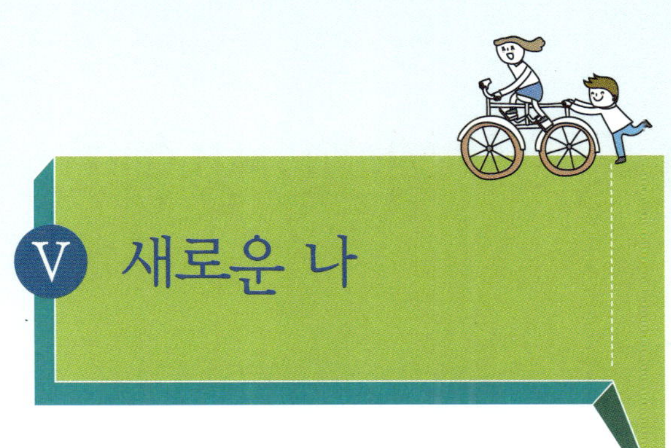

4

동적 학교 생활화

– 진단하기

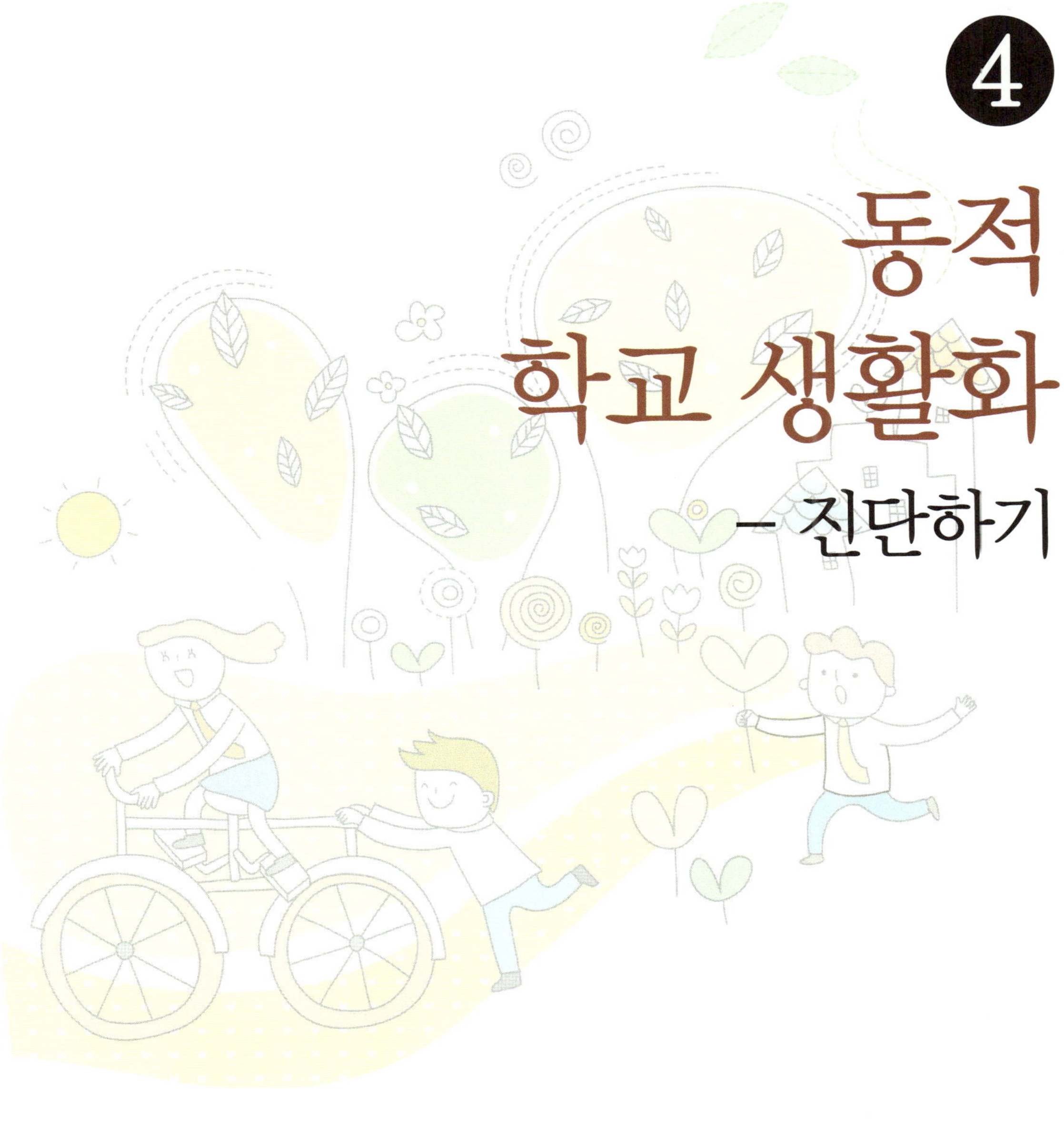

❹ 동적 학교 생활화 – 진단하기

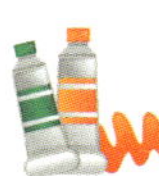 **대상자** : 학생

 **목적**

  • 학교 내에서의 친구, 교사와의 상호관계 및 학업 성취성을 파악할 수 있다.

 **적용시기** : 말기

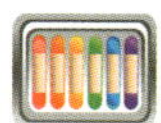 **준비물** : A4용지, 4B연필, 지우개

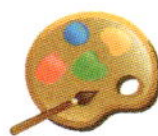 **시간** : 30분

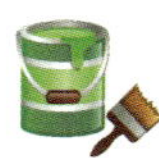 **활동**

  • 지시 사항을 준다.

  • 내담자를 포함하여 선생님과 한 명 이상의 친구가 학교에서 무엇인가 하고 있는 그림을 그리도록 한다.

  • 만화나 막대기 같은 사람이 아닌 완전한 사람을 그린다.

  • 모두가 무언가 하고 있는 그림을 그리도록 한다(내담자 자신도 꼭 포함한다).

  • 그리는 도중 질문에 대해 '자유' 라고 이야기해 준다.

  • 그림을 그린 후 그림을 그린 순서와 그림 속의 인물이 누구인지, 그 사람이 무엇을 하고 있는지에 대해 질문하고 기록한다.

  • 그림을 보고 친구와의 관계, 교사와의 관계, 학교 생활에 대해 질문하고 이야기를 나눈다.

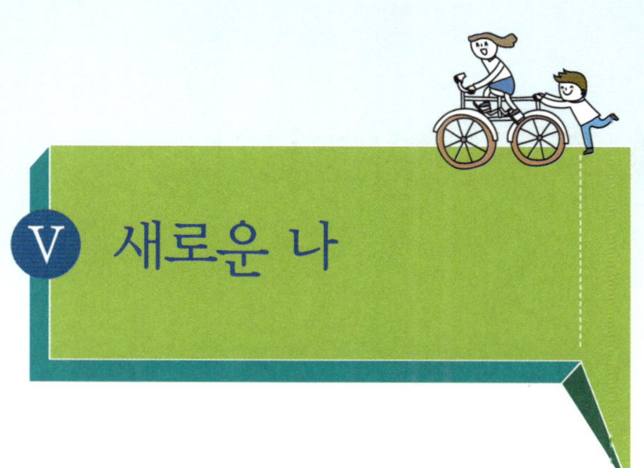

5

흔적 남기기

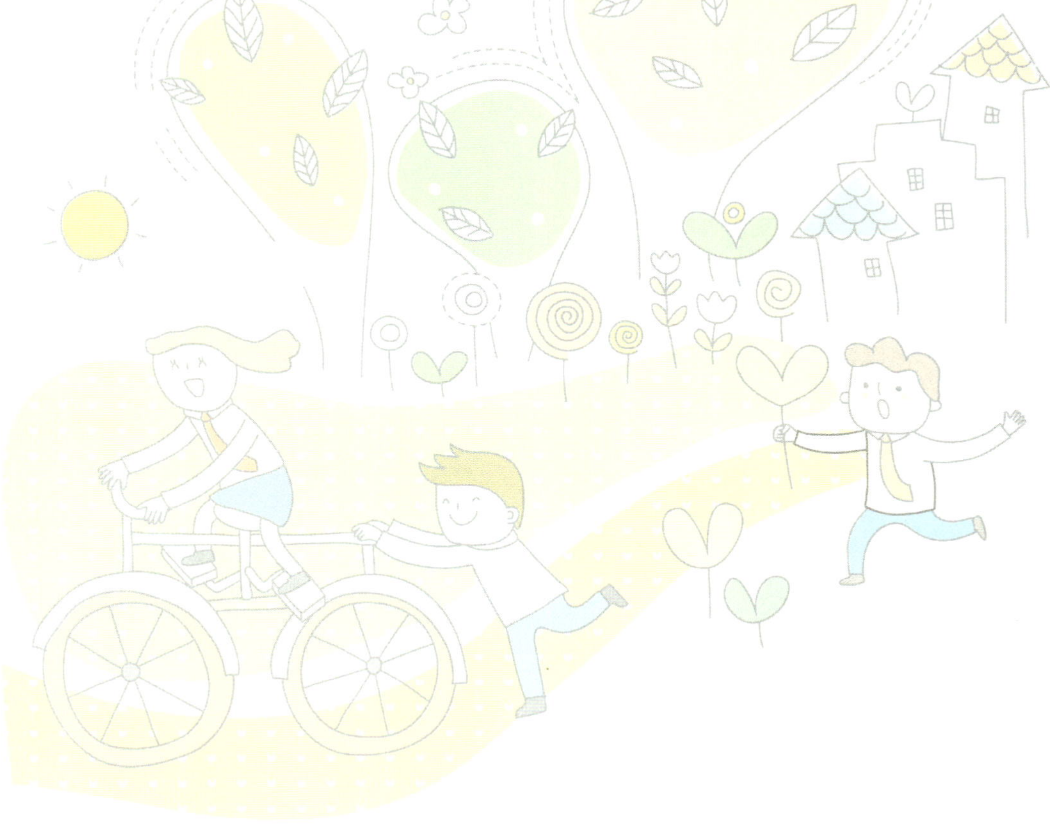

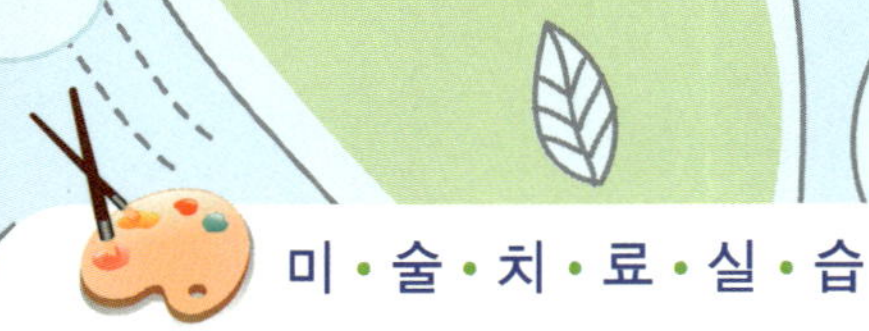

❺ 흔적 남기기

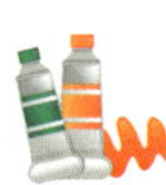 **대상자** : 아동, 청년, 학생, 집단

 **목적**

- 집단 활동의 경험과 의미를 안다.

 **적용시기** : 말기

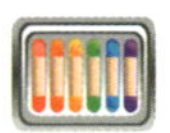 **준비물** : 전지, 채색도구, 색연필, 크레파스 등

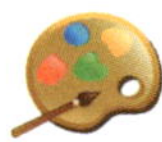 **시간** : 60분

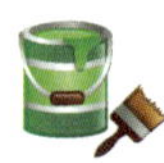 **활동**

- 5~6명씩 조를 이룬다.
- 큰 종이를 조원들 앞에 둔다.
- 각자 자신들 앞에 있는 종이의 모퉁이에 자신이 가장 바라는 것을 그린다.
- 시계방향으로 종이를 한칸씩 옮긴다.
- 다른 사람이 그린 그림 위에 보태어 주고 싶은 말들을 그림으로 격려해 준다.
- 자신의 그린 그림이 다시 본인자리로 오면 그만한다.
- 함께한 조원들이 나에게 하고 싶은 말들이 무엇인지 본다.

흔적남기기 사진 부착

흔적남기기 사진 부착

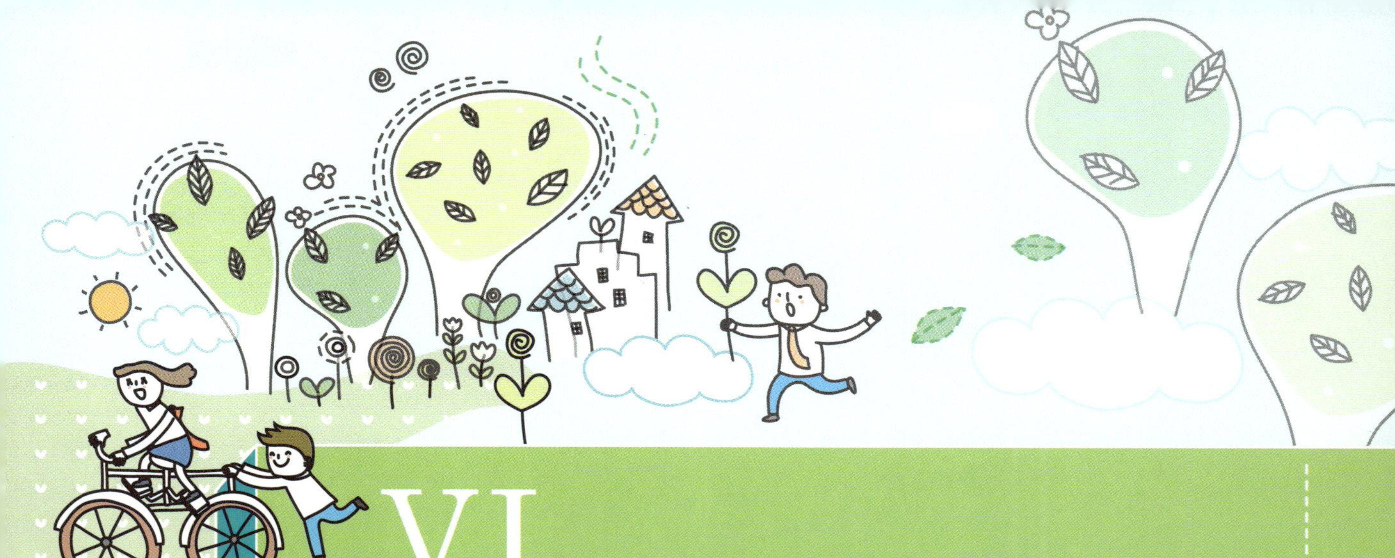

VI

상담과정에서의 적용이나 해석방법

Little Windows Into Art Therapy: Small Openings for Begining CHES

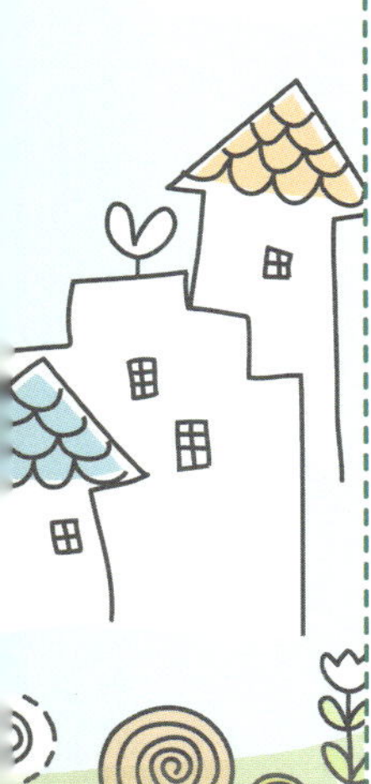

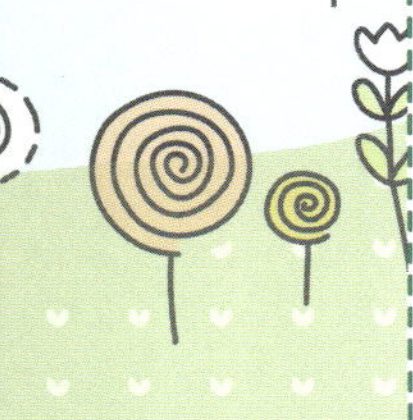

Ⅰ. 내 안의 나는 누구인가?

1. 나는 누구?

1) 미술치료의 활동을 시작하지 못하고 머뭇거리는 내담자와 처음 시작하는 내담자를 위해 그림을 그리게 하는 것 보다는 현재 자기 자신이 자각하고 있는 자아상과 내면의 감정을 파악한다.

2) 본인이 자각하고 있는 나의 모습 중 내가 좋아하는 나의 모습, 내가 싫어하는 나의 모습 등 구체적인 주제를 가지고 표현 하도록 한다.

3) 대인관계에 어려움이 있는 내담자라면 그 사람이 어떤 점을 좋아하고 어떤 점을 싫어하는지 표현하고 정리 하도록 도와준다.

4) 치료자는 내담자의 긍정적인 부분도 부정적인 부분도 모두 자신의 모습임을 인식하도록 도와준다.

2. 명함 만들기

1) 작업이 끝난 뒤 자기소개를 한다. 행위와 말을 함께 하면서 자기소개를 한다. 먼저 집단원이 모두 둥글게 원을 만든다. 한 명이 "제 이름은 OO입니다." 라고 행위와 말로 자기소개를 하면, 다른 집단원은 모두 함께 OO이 한 행위를 똑같이 따라하면서 "안녕 OO!" 라고 한다.

2) 이름은 자신을 나타내는 언어적 상징이다. 이름에 대한 생각과 성에 대한 느낌 및 만족, 이름과 자신과의 어울림, 이름의 한문 풀이라든지 뜻을 이야기하며 자신을 소개하고 더불어 자신의 장 · 단점을 기호로 나열하며 자기정체성을 정리하는 경험을 갖는다.

3) 청소년들은 엉망으로 그려진 것에 대하여 노골적으로 비판하거나 감정을 드러내는 경우가 많다. 상대방을 최선을 다해 변명하게 하고 그러한 변명에 필요하다면 교사의 개입이 필요하다.

3. 진단하기(집 – 나무 – 사람 그림)

HTP검사의 특징
- 집-나무-사람은 친숙한 소재이므로 나이가 어린 피검자들에게도 검사로 가능하다 .
- 피검사자의 입장에서 볼 때 모든 연령이 그릴 수 있는 주제로 누구나 거부감이나 자기 방어없이 받아들이기 쉽다.
- 개인의 무의식과 관련하여 풍부한 상징을 나타내 준다.

1) HTP 검사의 내용
(1) 집 그림: 현실을 반영해준다. 즉 가족상황과 가족관계에 대해 어떠한 감정과 태도를 갖고 있는가를 나

타내고 있으며 이상적인 상태의 가정과 과거의 가정을 표현하기도 한다.

- 집그림의 부분적 해석방법은 문, 창문, 지붕, 벽, 굴뚝, 방, 계단과 길, 집과 자연과의 접촉 등에 대해 이해한다.

(2) 나무 그림: 인간의 발달을 은유적으로 나타내고자 할 때, 가장 흔하면서도 보편적으로 사용되어지는 것은 나무이다. 나무를 통한 은유는 거의 모든 종교, 신화, 전설, 종교서적, 예술, 시 그리고 꿈 등에서 나타나고 있다.

- 나무 그림의 부분적 해석방법은 전체를 직관적으로 바라보는 것이 내담자의 정신적 성숙도를 추측해 볼수 있다.
- 지면의 선을 먼저 그리고 나무를 그리는 경우 − 타인에게 의존적
- 나무를 그리고 지면의 선을 그리는 경우 − 타인의 인정을 구하는 사람
- 잎을 처음으로 그리는 경우 − 마음의 안정성이 없고 표면적인 허영과 허식을 구함
- 뿌리, 나무기둥, 가지, 수관, 나무에 있는 동물, 나무의 나이, 나무의 주제, 줄기의 표면

(3) 사람 그림: 자기와 개인 내적인 비교를 개념 짓는 현실, 생활 감정을 표출한다.

- 인물화는 얼굴, 몸통, 두 개의 손, 두 개의 발, 코, 입, 두 개의 눈이다.
- 제일 먼저 의복을 그릴 경우 − 인간관계의 문제성, 냉정한 사람
- 얼굴을 마지막으로 그릴 경우 − 타인과의 정서적인 접촉을 즐기지 않는 경우

(4) 그림의 크기

- 그림의 크기와 용지의 여백 부분과의 관계는 환경, 부모관계를 나타낸다.
- 일반적으로 작은 그림 − 무력감, 열등감, 불안감, 폐쇄적, 자기억제 강함(강도) 정도
- 현저하게 큰그림 − 공격적 경향, 사치, 과장된 경향성, 심한 과잉행동, 조증 상태, 부적절한 보상적 방어감정
- 현저하게 작은 그림 − 열등감, 무능력감, 부적절한 감정, 불안정감, 심한 우울증적 경향, 낮은 자아로 약한 자아구조, 퇴행적 경향

(5) 위치와 절단

- 왼쪽에 치우침 − 충동의 만족을 나타냄, 자의식 강함, 내향적, 과거퇴행, 공상적 경향, 여성적임
- 오른쪽에 치우침 − 지적 만족, 환경에 따라 방향 결정되고 미래 강조, 남성적인 특징 과도하게 보임
- 왼쪽 귀퉁이 − 불안 강함, 새로운 경험 피함, 과거로 퇴행
- 아랫면에서 잘려짐 − 비행청소년에게 많음, 성격을 통합하는데 병적으로 저지되어 있음을 나타냄 자주성을 구하면서도 외부의 힘에 의해 방해받고 있음과 충동성 및 강함의 표현
- 윗면에서 잘려짐 − 현실에서 얻지 못하는 만족을 공상을 통해 얻고자 함, 사고에 대한 관심 많음. 지적 성취욕구 강함
- 왼쪽에서 잘려짐 − 과거고착, 충동성, 감정을 자유롭고 솔직하게 표현함, 의존적, 같은 것을 반복

- 오른쪽 절단 – 미래로 도피 욕구를 받아들이기 두려워함, 감정을 솔직히 표현함, 경험을 두려워함
- 중앙 위치 – 정상적이고 안정된 사람
- 정중앙에 있을 경우 – 불안정감, 완고함, 대인관계의 완고함
- 상단에 위치 – 높은 수준의 열망, 종종 부적합한 낙천주의
- 하단에 위치 – 불안정 부적합, 우울, 패배주의적 태도와 관련된 것
- 가장자리나 하단 – 의존 경향, 독립 행동에 대한 두려움, 해로움, 회피, 공상, 두 낮은 자존감, 불안감

(6) 방향

- 완전정면 – 어느 정도의 경직성이 있어 타협되지 않는 성질, 내면의 불안으로 반동형성, 여성의 그림에서 대체로 많은 편임, 이것은 자신노출로 현시적 경향을 말함
- 측면으로 서있거나 배면 – 도피적, 자폐적, 자기 고집대로 외계와 접촉
- 정면 몸체에 옆 얼굴 – 사회접촉에 대한 죄의식, 어느 정도 부정직, 사회적으로 무언가 잘되어가지 않거나 난관에 봉착해 있을 경우
- 옆 얼굴과 다리와 정면 몸체 – 통찰력 빈곤, 판단력 빈약
- 옆으로 향하여 한 쪽 팔과 다리 보임 – 환경에 직면하는 것을 두려워하는 자기 폐쇄적 사고, 진실된 자기를 감추고 친근한 것에만 접촉하려는 경향

2) 인물화에 의한 성격 진단

DAP 해석목록

DAP의 해석은 인물화의 여러 가지 항목에 대한 경험적 연구 결과들을 반영하고 있다. Machover Jolles, Hammer Levy 등의 해석을 종합하여 항목별 해석목록이 제시되고 있으며 그 내용을 요약해 보면 다음과 같다(김동연, 공마리아 1998).

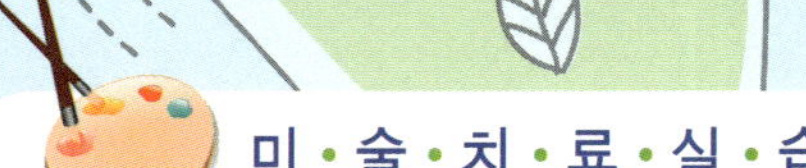

(1) 그림 그리는 과정

그림 그리는데 대한 반항	수줍음, 불안 회피, 우울증, 완고함
그림 그리는 순서	대부분 머리에서 발쪽으로 그린다. 머리나 허리선 아래로 내려가길 망설임(그 부분의 상징적 의미와 관련되어 갈등) 혼란한 순서(충동적인, 조중의, 과도한 활동, 혼란된 정신분열증) 작은 부분의 좌우동형의 전개(엄격함, 강박성) 얼굴의 이목구비를 맨 나중에 그림(정서적 관여에 직면하는 것에 대한 저항, 무능과 관련된 부적응)
그림에 대한 태도 (못 그린다, 어렵다, 우습게 보일 것이다)	낮은 자존심과 상당한 우울증, 검사자의 비난을 피하려고 함, 권위적인 인물로부터 확신을 얻기 바람
지움(수정), 생략	그 부분에 대한 불안 명백한 불만 신경증, 강박증, 정신장애, 노쇠한 사람, 조중, 우울증 어린아동에게는 드묾, 생략은 갈등을 의미함(신체결함)
전체형태를 선으로 그어 지우고 다시 그림	그 사람(자신을 그릴 경우에는 자신)에 대한 진실한 감정 혹은 이상(理想)적인 감정
과다하게 지운 경우	불확실성, 우유부단함, 침착하지 못함 자신에 대한 불만족 불안의 가능성
그림에 다른 사람들을 포함	붕괴적 영향이 가정 안으로 배어 들어오다. 확대가족 속에서의 친밀성
회전된 그림	방향감각이 없음 다른 사람들과의 관점이 다름을 느낌 주의를 끌고 싶은 욕구 거부당한 느낌과 연관됨 신경계통에서의 문제점 정서적으로 안정된 소년들에 비해 불안정한 소년들에게서 더 자주 발견됨
음영을 넣거나 × 표시를 해 버림(휘갈겨 놓거나 그림을 까맣게 지움) 혹은 진한 음영(머리카락을 제외한 모두)	감정적으로 안정된 소년들보다는 그렇지 않은 소년들에게서 자주 나타남 나이든 소년 보다 어린 소년들에게 훨씬 드물게 나타남 중산층 성인들에게서 종종 나타남
특별 신체부위에 음영이 넣어진 경우	검게 칠해진 신체부위에 대한 집착 검게 된 신체부위나 그 주변의 신체부위에 대한 불안감(예: 허리 아래가 검게 되었을 때는 성적인 문제)
전체적으로 음영이 나타난 경우	우울증의 가능성 특수한 가족 내의 역동성에 있어서 중요하게 상호작용하고 있는 개인들에 대해 동일시 구분 충동을 제어하거나 부정하려는 시도

한 개인이나 사물을 검게 칠함	연관된 사람이나 대상에의 불안감, 고착, 집착을 제시
막대모양의 그림(모든 그림이 막대 그림으로 그려짐)	검사환경에 방어적이거나 저항적이고 특히, 요청에 의해 겨우 전체 그림을 완성했을 때 낮은 I.Q. 수준 최소의 협조, 부정적 성향을 제시
눈사람	감정적 결핍
투명함	옷을 통해 신체 일부를 들여다보이게 함은 아동에게는 정상적일 수 있으나 성인은 관음증적 기질적 문제 현실을 비꼼: 가난, 종종 보잘것없는 현실 테스트 나이든 소년이나 성인에게는 정신이상이나 사고패턴 문제의 가능성 낮은 I.Q.

(2) 전체적인 인물상

공허한 인물상	회피, 우울증, 정신적 결함, 퇴행, 정신분열증적인 공허함
인물상의 균형, 대칭, 비례	정신적 균형에 대한 피검자의 감정과 연관 정신적 조화나 내적인 갈등의 확장을 나타냄
기울어진 인물상	불균형감, 정신분열증의 초기, 끊임없이 변하고 불안정한 상태의 성격
기형의 인물상	전형적으로 과거나 현재에서 실제적으로 기형인 부분에서 나타남, 신체부위의 현실적인 상징적 어려움
나체상	그리는 경우는 많지 않다. 미술전공 학생, 정신분석학에 종사, 성관계에 열중, 성적으로 훔쳐보는 취미, 우울증적 정신분열증, 경박한 성적인 편견을 가진 남자
대칭성	좌우 대칭(엄격함과 억압) 극단적인 대칭(강박적, 정서적으로 차갑고 메마름) 명백한 혼란(신경증, 심안 불안 신경증, 경조증)
박대인물상	회피, 엄격함(지적으로 신중한) 정신병(대인관계에 혐오를 나타냄), 불안정(신념 상실)
도화지 상단에 위치	경계를 넘거나 상단에 그림(대인관계에서 자신을 지나치게 내세우려는 경향, 극단적인 공상생활을 하는 경향, 조울증적 성격)
왼쪽으로 보는 인물	내성적, 이기적
도화지의 왼쪽과 오른쪽	왼쪽은 자신에 관한 부분이고 오른쪽은 환경
도식적인 그림	극단적인 상징적 사고들(악화된 정신분열증) 상당한 경직과 압박감(신경증적, 퇴행된 성격, 경직)
옆모습	자기 과시, 순진함, 사회적 의사소통의 함축 여성과 사회적으로 의존적인 사람
인물상의 분위기	행복한, 명랑한, 자유로운, 무기력한, 수동적인, 우울한, 풀이 죽은, 거만한, 지배적인, 애교 있는, 천사 같은, 황량한, 엄격한, 친절한, 관대한, 힘 있는, 부드러운, 애원하는 듯한, 극악한 등등 여러 가지 표현이 가능하다.

(3) 남, 여 인물의 처치: 성의 특징적인 처치는 성역활, 적대감, 의존성, 힘의 투쟁과 성적 수준의 미숙함에 의한 고착 등과 관련되는 마찰영역을 나타내므로 중요하다.

자아이상에 일치하는 잘 조정되고 세심한 남성상 힘을 가진 분명한 어머니상	성적으로 미숙한 남자
사내답지 못한 남자와 남자같은 여자 매혹적인 남자와 여자상	동성애자
나약한 여자상	당당하며 자기 과시적인 자기 중심적인 남자
나약하고 부적절한 남자상	남성에 항의하는 여자들
반대 성을 먼저 그림	반대 성과 동일시, 성역활 혼란 반대 성 부모에 대한 강한 애착이나 의존성 심리적 성적 미성숙, 이혼, 약물 알코올의 과도한 사용
먼저 그리는 인물상의 성	Levy는 피검자 5,000명 중 87%가 동성을 먼저 그렸다. 동성애자 중 81%가 이성을 먼저 그렸다.

(4) 인물상의 크기: 만약 작다면 자신을 작게 느끼거나 부족감을 느끼며 열등감을 가지고 환경의 요구에 반응한다는 것이다. 크다면 과대망상과 공격성을 가지고 환경적 압력에 반응하고 있다는 것이다. 극단적인 크기의 인물상은 정신병을 나타낸다. 평균은 7인치 정도이다.

크기와 공간비율	피검자와 그의 환경사이 또는 피검자와 그의 부모상 사이의 역동적 관계와 유사할지도 모른다. 피검자의 공상적 상태와 관련되어 있을지도 모른다. 피검자의 과대망상과 관련된 실제적인 자존감의 정도를 나타낼지도 모른다.
보통보다 훨씬 작은 인물상	수축된 자아, 환경을 다루는데 있어서 부적절한 과정 퇴행적이고 수동적인 정신분열증환자(낮은 에너지 수준과 약하고 아주 작은 자아) 심한 우울증
매우 큰 인물상	도화지 위에 자기를 증명하기 위한 노력 부적당함을 받아들이기 어려우며 억압된 감정을 가진 편집증 환자의 과장 자존감에 대한 환상 공격적인 정신병환자의 높은 자존감 불안정성 균형이 맞지 않고 빈약하게 그렸다면 정신적 장애, 기질적 장애, 혹은 아동의 그림
도화지를 벗어난 인물상	계획능력의 부족 조중, 과잉행동의 경향

(5) 인물상의 자세 및 운동

달리는 인물상	불유쾌한 상황에서 도피하려는 높은 수준의 에너지를 가르킨다. 또는 히스테리적인 충동성을 가리킬 수도 있다.
어릿광대 인물상	소용없다고 생각된 검사의 질을 떨어뜨리려는 노력 해롭지 않은 불합리성에 대한 충동과 욕망을 감소시키려는 노력 자기 과시벽이 강한 경향 지능과 창조성이 평균 이상
활동적인 인물상	문제를 기꺼이 해결하려는 적극적인 사람과의 동일시
과도한 활동성	세계를 조정하고 예지력을 증가시키기 위한 보상적인 능력
수동적인 인물상	무력함과 약함의 과도한 감정으로 생기는 병리적 증후
발을 벌리고 섬	넓게 벌림(자신감, 대인관계에서의 불안정을 상쇄하려함) 좁게 벌림 발(엄격함, 속박), 딱 붙임(성적 유혹에 긴장, 저항, 수줍음)
다리가 공중에 떠 있고 쓰러질 듯한 상	만성적인 알코올 중독과 같이 심한 불안정성과 의존성 불안정한 정신적 균형

(6) 인물상의 방향(원근법, perspective): 그려진 인물상에 있어서 얼굴의 방향이 정면, 측면, 배면 중 피검자가 사용하는 방향에 따라 피검자의 환경에 대한 태도와 감정 및 대인관계의 평가와 처리법 등을 알 수 있다.

측면의 얼굴	비교적 소박하고 진실된, 더 신중하고 복잡함
균형 잡히지 않은 측면 얼굴	빈약한 판단력
정면	허영심 강한 여자, 청년기 소녀, 사회적으로 개방적인 남자들 중 과시적 경향성
여자상은 정면 남자상은 측면	남성피검자(자기방어의 표시) 여성피검자(자기노출 준비가 됨)
얼굴은 정면이고 머리는 옆을 향한 혼란된 그림	비교적 드물고, 정상에서 벗어난 기질적 요인, 낮은 수준의 정신 지능, 정신분열증
머리는 측면이고 신체는 정면으로 향한 그림	부자연스러운 자세, 사회적 불안(사회적 교섭과 관련된 죄책감) 몸을 드러내려는 충동
전체적으로 옆모습	세계와의 직면을 거부함 자기를 숨기려는 경향, 철회
전체적으로 정면(뒷면)	엄격함, 직접적으로 삶과 직면하려는 결의(거부, 반항)
원근선(지면선)	피검자는 지지를 필요로 한다. 의지하기 위한 선 필요 불안정감이나 판단의 기준, 경계에 대한 욕구

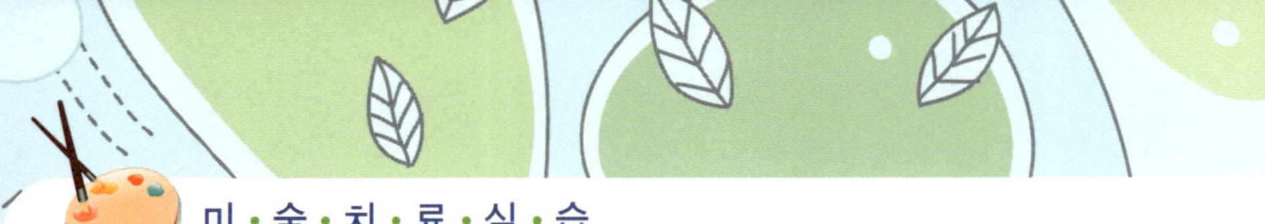

(7) 인물상의 음영과 완성되지 않은 그림: 그림에 있어서 음영이나 갈려 쓰기는 불안이나 공격의 지표라고 생각된다. 또 음영이 붙여진 신체 부분에의 몰두, 고착, 그리고 불안을 시사한다.

음영의 양	불안, 불안의 정도는 음영의 양과 관련 있다.
극단적인 음영	일반화된 불안, 적대적인 환경에 대항할 수 있는 자신감의 결여 자기비판 감정들
완성되지 않은 그림	우울, 회피, 성취의 낮은 기준(아동의 경우 정신지체) 신경증적인 압박감

(8) 주제: 인물화에서 그려지는 주제는 피검자가 어느 정도 같은 연령, 환경에서 거주하는 인물일 경우가 많다.

카우보이	공상속의 공격성이 적극적인 신체적 표현으로 나타남 아동과 비행청소년
눈사람	신체 문제에 대한 회피
광대, 만화, 바보 같은 인물상	자기 경멸이나 자기 적개심의 표현
나이든 사람	성숙함과 지배력을 가지려고 애씀
젊은 사람	유아적 방어, 표현의 자유와 아동기의 적은 책임 갈망, 정서적인 미성숙

(9) 선의 묘사: 선이 나타내는 운동성, 목적과 방향성, 활기로움과 허약함, 자극성과 역동성 등은 바로 선을 그리는 사람의 심리적 상태, 나아가서 신체적 상태까지 표현할 수 있다.

굵은 선	환경에 대한 물리적 장벽(전형적인 정신분열증 경향)
희미한 선	주장의 부족(표면에 나서기 꺼림, 마음이 약함) 불안, 소심함, 불안정함(기본적인 방어로 철회를 사용함) 불확실성, 우울, 생기의 부족, 열성의 결핍 심한 위축과 저 생산을 야기하는 충동에 대한 엄격한 통제 외부 선은 억제와 철회를 나타낸다(정신분열증의 전형). 지성적이고 내성적, 정신적
진한 선	주장적이고 지배적이며 힘과 통제를 위한 노력 지나친 적대적 충동들, 자기 확신의 표시 음영과 강한 압력이 결합(불안을 나타냄) 정신분열증, 조중의 표시 긴장과 적대감의 표시, 유기체의 두뇌 손상
일관된 선	안정된 적응
일정치 않은 압력의 선	히스테리, 조울증, 불안정하고 충동적, 쉽게 불만을 일으킴

톱니 모양의 선	불안, 빈약한 운동 통제, 적개심, 충동성
가벼운 필압으로 흐릿하며 끊어지고 떨린 선	정신분열증적 알코올 중독자들
강한 압력으로 더럽혀진 많은 음영	어린아이, 불안 신경증, 정신병
연속적인 선	결심, 두뇌손상
압력이 가볍고 끊어진 선	무서움, 불안정, 부적응
빈약한 협응	과도한 긴장, 불안, 명백한 두뇌 손상일 가능성
스케치선(예술적인 스케치의 결핍)	명확하지 못한 선의 움직임, 필압이 약하면 부적절함, 불안, 불명확, 불안정
긴 선	통제
짧은 선	충동적
몸쪽으로 향한 선	내향성
바깥쪽으로 향한 선	외향성
필압	에너지 수준
무거운 필압	불안과 긴장
수직적 필압	결의, 주장, 남성다움
필압이 있는 넓은 선	본능이 강한, 의지력
민첩하고 균열이 없는 선	건강한 자신감, 안정감
활발한 운동이 있는 묵직한 선	실제보다 더 힘 있게 보이고 싶은 욕구, 인상적 외모에 대한 욕구
힘이 있고 짙은 선	암시적인 효력을 지닌
물결선	감각적 민감성
털이 많은 실모양의 선	민감성, 신경과민
너덜너덜한 선	과민한, 원기와 생기는 없으나 질긴
엉켜있는, 헝클어진 선	격앙하고 흥분을 나타냄
뻣뻣한, 휘지 않는 선	망설임, 억제, 모순, 불일치
너무 뻗쳐 있는 선	심한 정신적 긴장상태
찌르는, 구멍을 내는 선	지나치게 골똘히 생각하는 성격, 무자비, 몰인정, 강인함
윤곽이 없이(문지르는 것)	무의식에 사로잡혀 있음, 미비한 형상력
끊어지거나 여러 번 그은 선	불안
넓은 선	접촉을 쉽게 하는
음영이 들어가 있으며 덧칠해서 그려지거나, 희미하고 지면선의 사용이 일관되게 나타날 때	그 선이 흐려지면 이는 히스테리아, 정신병질(psychopathy) 혹은 히스테리성 정신병질(hysterical psychopathy)을 나타낸다.

(10) **세부묘사:** 묘화가 극히 정교하고, 정확함이나 질서가 강조된 경우는 환경구성에 대한 관심이나 욕구
의 반영이다. 묘화의 구성에 대해서는 매우 위협적인 환경을 통제 하려고 하는 시도라고 생각된다.

과도함	주의 깊게 장면을 조직화(강박적)
완전함 결여	심하게 혼란된 우울증 환자(윤곽선만 그림) 공허하고 빈약한 감정
거의 상세하지 않음	아동, 정신적 결함, 우울증, 회피적인 정상인
강박 신경증 환자	미세한 세부, 지나친 염려, 자주 지움
편집증 환자	눈과 귀를 지나치게 상세히 그림
지적인 성인	보다 조화되고 균형 잡힌 세밀함
정신지체인	아동의 그림을 연상시키는 대강의 그림
정신병 환자	급성은 기괴한 부분들, 해부학적 지표들을 그림
우울증 환자	나약함, 소극적임, 맹인, 공허한 인물상

(11) 증상에 따른 특징

갈등	생략, 음영, 지움, 끊어짐, 떨린 선, 비대칭
강박증적 경향	지나친 세부묘사, 대칭성 강조, 많이 지움, 많은 시간소요, 많은 질문
공격성	날카로운 손가락, 음울하고 날카로운 눈, 평평한 코, 강조된 콧구멍 꽉 쥔 손, 벙어리장갑 같은 손(숨겨진, 잘린 손) 심하게 음영이 그려진 머리
비행청소년	군인이나 카우보이(힘과 강함을 위한 노력) 공격성의 상징(총, 칼, 방망이) 크기나 체력의 강조(큰 머리는 지적 통제를 위한 노력)
아동화의 특징	큰 머리, 손이 약함(환경을 다루는 힘 약함) 입을 강조(구강적 의존), 크게 위로 치켜 올라간 입(승인을 얻기를 바람), 보지 못하는 눈(의존심, 분별력 결여) 투시화(정상), 두족화, 옷(그리지 않거나 무시), 활동성(과잉행동)
우울증	입의 강조, 낮은 활동수준, 머리를 숙이거나 앉음, 시무룩한 표정, 주름진 이마, 헝클어진 머리, 발 다리를 그리는데 저항(활동성, 육체적 충동을 용납 못함, 에너지 및 열의의 결여), 코와 발에서의 강등(성욕), 보이지 않는 눈(대처, 직면능력 결여), 팔과 손 생략(무능에 대한 강한 감정), 과장되고 기형인 신체(육체적 분열을 느낌), 상세함 결여, 머리에 음영을 넣지 않음
정신분열증	공상 속에서 성취와 힘을 얻으려 함, 좌측에 그려진 인물, 내성적인 인물상, 확장된 머리, 귀와 눈의 세부묘사(환청과 의심), 굳은 몸, 기괴한 그림, 투시화, 혼란된 연속, 심한 불균형, 형식화된 인물상, 생식기의 표현, 인간성 말살, 혼돈된 측면상, 개략적인 인물상
동성애	긴 속눈썹이 그려진 눈을 가진 남성상, 남성상에서의 높은 굽 매혹적인 남성의 옆얼굴, 부드러운 입, 아치형의 눈, 꼼꼼한 여자의 머리모양, 남자상에서의 잘록한 허리, 남자상에서의 엉덩이와 직장의 강조, 남자상과 여자상의 차이가 거의 없는 경우

기질적 장애	비율에서 벗어난 머리, 지나치게 큰 머리, 선이 굵고 단순함 전체적으로 나약함, 세밀하지 않고 많이 생략함 형상이 과도하게 큼, 피검자에 의해 표현되는 중요한 감각 접근의 완고함, 상동적 표현, 유별난 필압, 머리의 윤곽선을 진하게 그림, 덧 선이 그려진 인물상의 구조, 빈약한 비율
부적당한 감정지표	매우 작은 인물상, 매우 크고 과장된 인물상, 약한 손과 발, 장님이나 보이지 않는 눈, 굽어진 발, 꽃잎 같은 손가락, 가늘고 약한 다리, 발의 생략, 중심선의 강조(특히 단추), 주머니 강조, 남성에 의해 그려진 크고 우람한 여성상, 세상을 외면한 내향성(눈, 귀의 생략, 외면하고 있는 인물상)
비정상의 지표	인물상의 괴상함, 인물의 부분처리에 있어서의 과도한 부적당함 과도한 상징적 인물처리, 인물처리의 단순함, 내부기관이 보여짐 극도의 긴장, 음영, 필압 머리는 정면이며 몸통은 측면의 인물상
심한 정서장애에 대한 경고	보지 못하는 눈, 해부학적 지표들, 크게 벌리고 있는 입, 추파를 던지는 입, 꽉 쥔 주먹, 잔인한 특성, 극도의 지저분한 음영, 뭉개어 그린 입, 갈고리 같은 손가락, 중요부분(팔, 손, 다리 등) 생략, 딱딱하고도 도식적인 인물상, 균형의 상실, 지나치게 기울어짐, 생식기가 강조, 난화, 측면의 혼동, 아주작고 공허한 그림, 도화지를 벗어난 큰 그림, 내사시
알코올 중독	구강이 강조되는 구강적 의존성(몸의 중앙선, 주머니, 의존성) 우울한 특징들이 특히 낮은 활동 수준에 의해 나타남 아주 작은 얼굴 생김새(약한 자아) 성적인 갈등지표 나타남(발, 코, 머리 등)
편집증	머리 강조(부적절한 감정들에 대한 엄격한 보상) 눈과 귀의 강조(세계에 대한 지나친 관심, 적대적이라고 느낌) 측면의 인물상을 그림(검사 상황의 회피 및 의심) 날카로운 눈을 그림(위험과 위협에 대해 지켜봄) 갈퀴모양의 손가락(환경에서 조작된 극도의 적개심과 공격성) 머리카락을 지나치게 상세하게 그림(성적 통제에 대한 큰 관심) 동성애적인 표시를 가짐(일부 편집증 환자에 있어서 성도착) 그림그리기를 거부
퇴행 및 철회의 지표	감은 눈, 오목한 입, 동결된 움직임(명상에 잠긴 모습) 측면을 바라보는 측면상, 경직된 측면상, 그림그리기를 거부한다. 빈약함(곤봉모양의 발, 약한 다리, 병약한 팔, 꽃잎 같은 손가락, 아주 작은 손가락)
의존성의 지표	중앙선 강조(단추) 오목한, 받아드리는 입(관심과 사랑, 승인을 요구함) 크고 우월한 여성상(어머니에 의존적이거나 과도한 보호를 받고 있는 남성) 맹 보이지 않는 눈, 약한 손과 팔, 주머니의 강조 천진스러운, 유아 같은 얼굴그림(책임의 거부)
히스테리적 충동의 지표	불규칙한 선의 압력, 정확성의 결여, 톱니모양의 들쭉날쭉한 선 극단적인 변화, 머리카락의 지저분한 처치 유아적인 얼굴 생김새, 약한 손과 팔

(12) 머리: 아동이 인물상을 그리는 것을 배울 때 그리는 첫 부분이다. 그것은 가장 신뢰할 수 있는 신체부분이며 표현욕구와 반응, 감정을 통제하기 위한 시도이다. 머리 그림에서 피검자는 무의식적으로 지능에 대한 관심을 표현한다. 공상에의 몰두정도, 합리적인 통제, 개인 상호간에 대한 관심과 자아개념, 일반적으로 기질적 손상을 입은 피검자의 인물상에서 혼란을 보여주는 부분이기도 하다.

큰 머리	강한 지적 노력을 보여줌 지적으로 훌륭한 허영심 강한 사람(확대된 자아) 만족의 원천에 따른 주목할 만한 공상적 행동 지적 작용에 대한 유기체의 관심 지적 성취에 대한 보상 압력을 가진 지적 부족감 부족감을 근거로 한 거만하고 자기중심적인 태도가능 학교과목에서의 어려움 때문에 정서적, 사회적 부적응 가진 아동 아동, 정신지체인, 공격성, 편두통(뇌수술), 편집증, 자아도취증
유난하게 큰 머리	지성에 대한 과대평가 혹은 높은 지적 열망 자신의 체형에 대한 불만족 기질적 질병의 가능성 혹은 두통에의 집착 정산이하의 지적 수준의 가능성 아동들은 보통 어른보다 큰 머리를 그린다.
작은 머리	강박증 환자, 지적 부족감 고통스러운 사고부분과 죄의식을 부정하기 위한 욕구의 강박적인 표현 신체적 충동의 만족을 방해하는 지적 통제를 부정하려는 소망
유난하게 작은 머리	지적, 사회적, 혹은 성적 부적절성 혹은 무기력의 느낌 열등감이나 연약함
과장된 세부묘사 또는 강조	활발한 공상을 나타냄
관찰자로부터 고개를 돌림	위축, 검사 상황의 거부(회피), 환경적 문제를 거부
측면	회피의 지표, 약간의 위축, 죄의식
생략	제어의 문제를 다루거나 이에 대한 관심

(13) 얼굴: 얼굴은 세상을 나타내는 전면이다. 얼굴은 기분을 나타내는 믿을 수 있는 지표이다. 얼굴은 사랑, 미움, 공포, 공격, 유순함 또는 부적당한 감정, 반항, 온화함 또는 불안표현 등으로 그림의 경향성을 보여준다.

강한 강조, 표정에 대한 과도한 강조와 여러 번 덧칠된 모양	외부의 상황과 사회적 관계에 대한 관심, 사회적 주장에 대한 내적충동, 공격적이며 사회적으로 우월한 자기상을 그림으로써 부적합성, 약함, 자기주장성의 결여에 대한 보상. 호전적이고 사회적으로 지배적인 행위에 의해 보상받으려는 부적절함과 연약함의 감정
온전한 그림 중에 얼굴의 모습이 없는 경우	대인관계에 있어 도피적이고 피상적. 부적절한 환경과의 접촉 처방에 있어서의 낮은 효과: 만족할 만한 사람 그림은 치료의 호전을 제시함
희미하게 그려진 얼굴모습	대인관계에 동반하는 갈등에 대한 회피 사회적 관계로부터 철회, 때를 기다림 특히 옆면으로 보일 경우에는 위축경향 상호 교제에서의 소심함과 자아의식
날카로운 얼굴	달걀모양이면 여자다움, 예민함, 심미적인 사각형이면 힘 있는, 남성다운, 권력에의 투쟁
얼굴을 마지막에 그림	사회적 관계에서 어려움, 자기표출 회피
코와 입술 부변의 선	얼굴에 대한 성숙, 깊이를 나타냄, 정서적 성숙과 관련
주름 잡힌 이마	지적 열망, 감정적 조절에 대한 스트레스, 걱정, 정신쇠약

(14) 머리카락

짙은 음영	성욕 또는 정신적 통제에 대한 심한 불안 사고나 공상에 대한 불안, 정당하지 못한 성욕으로 이행되려는 절박성을 가진 한창 때의 갈등
음영이 없는 긴 머리카락	성욕에 대한 양가감정 또는 적개심
헝클어지거나 단정치 못한 여자의 머리	청소년의 경우 성욕에의 충동성 여성들에 대한 남성의 불신(알코올 중독자, 편집증 여성)
여자상의 헝클러진 머리칼과 남자상의 단정한 머리칼	심리, 성적으로 유아적인 남자, 여자관계와 남자지배에서 성적 혼란
정성드려 손질한 머리카락	자기 과시를 즐기는 여자, 허영심, 동성애적인 남자
매우 자연스러운 정돈된 머리카락	성적으로 매력 있고 활동적인 여성
자극적인 머리카락	유아기적 성충동에 대한 각성
음영이 없는 머리카락	우울, 리비도의 저하
머리카락에 많은 주의를 기울임	자기애적, 자기중심적, 자만심이 강함
다듬은, 단정한 머리카락	여성상의 경우 성적 통제, 불임의 가능성
머리카락에 가려진 부분의 음영정도	남자다운의 한계와 부족, 남자다워지려는 노력
단정치 못한 머리카락	성적부도덕, 통제의 결여
머리칼과 가슴, 턱 등의 체모에 대한 강조	남성다움의 추구: 성적집착
대개의 장식의 강조와 더불어 상당히 물결치고 매력적인 머리, 그리고 정성들인 머리스타일	이렇게 표현되는 자아도취의 가능성은 정신신체증 혹은 천식의 가능성, 또는 아마도 성적 비행의 경향을 가진 성인 여성에서 볼 수 있는 것과 같은 자기도취
생략되거나 부적절한 머리카락	낮은 신체 활력을 시사

(15) 가슴: 생명을 주는 모유, 어머니와 어머니로부터 받는 대상의 상징을 제공한다. 가슴은 주는 것 보다 받는 것, 의존성과 관련된다.

짙은 음영 혹은 불균형적인 확대	의존적, 유아적, 이기적
큰 앞가슴의 모성적 여성	어머니나 대리모의 지배적이고 과보호적인 가정에서 자람 심리적으로 미성숙 남자가 그린 그림(강한 구강적 그리고 의존적 욕구)
작은 가슴	아동에게 사랑, 애정, 인정을 제공함에 있어 냉정함, 여자가 그린 그림(여성임을 거부), 어머니에 대한 거부, 성숙한 여성에 대한 두려움
밑으로 늘어뜨린 장식선이 그려진 가슴	어머니에게 의존적인 남자
가슴과 골반의 강조	여자가 그린 그림(생산적이고 지배적인 어머니와 동일시) 남자가 그린 그림(어머니상에 대한 의존, 사랑과 인정에 대한 강한 추구)
크고 단단한 가슴	발랄한 성적 욕구를 가진 젊은 여자상 젊은 여성이 남자와 동등한 '소년다움', '자유연애' 를 위해 좀 더 성숙한 여성에 대한 거부를 나타냄

(16) 귀: 다른 사람과의 의사소통을 이루며 정서자극을 수용하고 반응하는 방식에 대해 알 수 있다.

여러번 덧칠 했거나 투명한 머리칼 사이로 보이는 큰 귀	청각장애의 가능성과 그에 대한 염려 비판에 관하여 민감함, 관계망상의 가능성
너무 강조한 귀	감정교류의 불안감, 긴장감, 불신과 의심, 편집증
너무 작은 귀	다른 사람의 비판에 귀를 기울이지 않음, 회피
귀에 특수한 표현을 한다.	귀의 질병
귀의 생략	회피, 불안, 위축
귀걸이를 하고 있다.	자기애적 욕구, 대인관계의 불안감을 강박적으로 보상하고자 하는 욕구 남자의 귀걸이 – 반항적 거부적 태도
강조	외부세계에 대한 민감성, 편집증, 농자, 청가장애, 신경증, 지나친 강조는 환청 의심
강조의 결여	비평의 거부, 타인의 견해 부인, 귀의 포함은 다른 특징보다 더 늦게 확립된다(아동기 생략 정상).

(17) 눈: 눈은 다른 사람들과 어떻게 관계를 맺는지에 대한 정보를 제공해 준다. 감정을 표현하고 어떻게 느끼고 있는지 파악할 수 있다.

눈을 강조한다(튀어나옴).	변질적 호기심(성적 흥분)
눈을 그리지 않는다.	타인과의 교류를 회피, 불안
한쪽 눈만 그림	접근과 회피의 양가감정
사람 얼굴 중간에 방향감각 없게 그려진 한쪽 눈 (피카소의 눈)	다른 사람이나 중요한 다른 것과의 관계에 있어서 과도한 관심과 경계를 가르킨다.
어울리지 않게 작음	세상을 내몰고 닫아 버리려는 욕망, 자아도취
보지 않음	정서적 미성숙, 자기중심성, 어린아동, 퇴행한 성인, 낮은 지능, 의존성, 분별력의 결여
맹, 감고 있는 눈, 모자에 의해 감춰진 눈, 속이 텅 빈 구멍	세상을 보는데 대한 명백한 반항, 적개심, 불쾌한 상황을 피하려는 경향, 불쾌감 차단. 환경을 지각하는 데에 흥미를 느끼지 못하고, 환경을 단지 어렴풋하고 특징 없게 인식하는 사람들에게 있어서의 내향적이며 자아도취적인 경향을 제시
크고, 두드러진 눈	적의적, 협박적, 남성 동성애자, 자기중심적 히스테리
유난하게 커다란 눈	특히, 눈이 검고, 위협적이거나 날카롭다면 호전적인 행동의 가능성과 더불어 미심쩍음, 혹은 또 다른 편집증적 특성 특히, 음영이 들어가 있을 경우에는 불안의 가능성 사회적 의견에 민감 반응 외향적, 사회적인 활동적 경향 여성이 남성보다 더 크고 세밀하게 그림
유난하게 작거나 감은 눈	내향적 경향, 자아도취: 관조적, 내성적 경향 작은 눈 크기에 상호작용에 위축, 회피
진하게 그린 눈	불안, 긴장감, 상호작용에서 의심이나 방어적 태도, 편집증
날카로운 눈	과도하게 경계하는 편집증 환자, 의심
튀어나온 눈(눈을 강조한다).	성적 흥분(변질적 호기심)
사시	혼란된 사고
눈꺼풀, 속눈썹	타인과의 정서적인 교류에 과민 또는 집착, 히스테리적, 강박적, 자기애적 성격
작은 눈 속의 큰 눈동자	관음증적 갈등을 언급하는 강력한 시각적 호기심과 죄의식

(18) 눈썹과 속눈썹

매우 잘 정돈된 눈썹	특히, 매우 정교하게 공들여 그려졌을 때는 고상함과 훌륭한 손질을, 또한 아마도 과도한 손질의 경향을 살펴 볼 수 있으며, 억제되지 않은 행동에 대해 비판적 태도를 가질 수 있다(Machover, 1949). 판에 박힌 세련됨과 몸치장, 신체적 자아도취증 여성
무성한 눈썹	고상함과 훌륭한 손질로부터 멀어져 "원초적이고 무뚝뚝하며 노골적인" 경향으로 향함을 제시한다(Machover, 1949). 야성적, 거친, 억제되지 않음
위로 치켜 올라간 눈썹	경멸적인 태도를 제시한다(Machover, 1949). 건방진 태도, 미심쩍은 태도
남성에 대한 세부적인 속눈썹	동성연애의 가능성을 제시한다(Machover, 1949).

(19) 다리: 다리는 어떤 바라는 목표 지점을 향해 자기의 위치를 옮기고, 충족감을 줄 수 있는 원천으로 다가갈 수 있게 해주며, 환경의 위험으로부터는 도피할 수 있게 해주고 현실 상황에서 지탱해 설 수 있게 해주는 역할을 하는 부분이다. 몸의 지지, 균형, 이동, 자율성 등을 제공한다.

다리 생략	압박과 의존의 병적인 감정, 자율성 결여, 거세감정, 성적욕구를 수용함에 있어서의 어려움
한쪽 다리를 제대로 그리지 않음	자신감 부족, 부적절함, 양가감정
긴 다리	자율성을 위한 노력
큰 다리	자율성을 위해 노력하는 것에 대한 양가감정
짧은 다리	부동감, 자율성의 결여
근육질 다리	과잉보상 방법으로 자기 주장적이고 공격적인 태도
발을 넓게 벌림	권위에 대한 도전, 불안감에 대한 부인, 외부 충격에 대한 대비 안정에 대한 강한 욕구
다리의 교차 또는 꼭 붙여 그림	융통성이 없고 경직됨, 성욕의 거절, 성적 접근의 거절
위축된 다리	허약함, 불안전, 상실감의 증가
심하게 음영진 다리	동성애적 공포의 표시, 자기결정을 위한 노력과 관련된 갈등의 지표
가장 먼저 다리를 그림	실망과 우울의 강한 표시

(20) 목: 몸과 머리를 잇는 고리로 목은 지(智)와 애정간의 상징적 고리로써 널리 인식되어 왔다. 목은 신체적 충동에 대한 정신적 통제의 조정지표로 제공되며, 몸과 마음에서 일어나는 경험에 대해 스스로 통제감을 느끼고 편안해 함을 의미할 수 있다.

길고 가는 목	충동 통제의 조정결여, 정신분열증 유형에 근접 특별히 강조된 경우 적개심 표시
특이하게 긴 목	교양 있고, 사회적으로 강직하며 격식을 차리는 지나치게 윤리적 인간, 종속 성향
넓고 굵은 목	완고한 태도, 엄격함, 충동에 잘 동화함
1차원적인 목	과도한 충동과 욕구 통제의 결여
측면에서 목의 기초선 생략	부적절한 조절로 인한 근본적인 욕구와 충동의 범람
넥타이, 목걸이, 의장 등으로 강조된 목	신체적 충동보다 지적인 통제를 강조
목의 생략	뇌기능 장애, 해리장애, 사고장애
작은 목	억제, 위축
몸통과 연결이 않되어 있음	사고 장애
머리와 연결되고 몸과는 떨어짐	이성과 사고가 행동을 통제 못함
몸에 연결되고 머리와 떨어짐	충동 통제 결여
굵고 짧은 목	우락부락하고, 고지식한 경향 통제력 부족으로 충동기질

(21) 성적 묘사

성도착	특별한 부분이나 기관에 대한 집중은 성적 만족의 강조
성적갈등	여성의 다리의 짙은 음영, 허리와 목의 수축, 음영 혹은 강조, 강조된 성적 특성, 남성과 여성의 성적인 차이의 결여, 이성을 먼저 그림, 나체상
성적 묘사의 결여	성이 수용되지 않는 생활에서 성적욕구를 다루는데 있어서 무능력, 미성숙, 회피
지나친 관심	청소년기의 성적 관심, 예술가, 정신분석학자, 불충분한 성욕 또는 성교 불능자
성적 상징	모자, 신발, 코, 파이프, 총, 지팡이, 담배, 머리카락 성교불능에 대한 공포, 성적 편견, 심리적인 미성숙

(22) 발: 발은 토대, 자기 이동의 도구이다. 따라서 자율성의 상징이다.

발의 상징성	음경, 청소년 및 성적 관심을 가진 중년 남성의 그림에서 중요 사춘기 소녀가 그릴 때 외상 가능성 강박적 세밀함
생략	운동성과 자율성의 결여를 의미 신체적으로 비활동적인 상태 몸져누워 있거나, 우울증세, 의욕상실 발의 부재는 도망자들에게서 흔히 볼 수 있다.
매우 작은 발	불안정성, 수축, 의존성 그리고 각종 정신 신체적 상태와 연관 성욕의 억압적이고 경직된 통제
매우 큰 발	보호에 대한 과도한 요구를 나타내는 경향 지지기반에 대한 강한 욕구
매우 긴 발	강한 안전 욕구와 거세 공포증의 가능성과 연관 남성의 성욕에 대한 과도한 관심, 독립에 대한 충동
날카로운 발	적대감의 지표들과 결합된 경우 수용할 수 없는 적대심
발끝으로 선 그림	현실 파악이 미약함, 좌절된 환경에서의 도피에 대한욕구
지나치게 상세히 그려진 발	강박적
높은 굽을 신은 발	동성연애자, 육체적 매력을 갈망하는 여성
반대방향으로 향한 발	양가감정 특히 독립을 위한 투쟁에 대한 양가감정
곤봉 같은 발	걷는데 있어서의 미숙함, 어린이, 노약자
발가락 강조	원시적인 공격성

(23) 손

큰 손	호전성을 제시 힘을 얻기 위한 노력, 연약함에 대한 보상(어린 소녀, 청소년) 부족감과 충동성 때문에 사회적 관계에서 세련된 조정을 원함
생략	사람그림에서 가장 흔하게 생략되는 부분이기에 확실치 않은 의미를 가지고 있다. 그러나 이 생략은 부적응, 거세공포, 자위행위의 죄책감 그리고 기질성 상태에 대한 느낌과 연관되어 있다. 환경을 다루는데 있어서의 부족감, 공격성, 적개심, 성적 감정에 대한 죄책감, 거세 약점
맨 나중에 그림	부적응감 그리고 환경과의 접촉에 대한 난처함 부족감이나 권력 투쟁의 거부로 환경에 적응하기를 저항
주머니나 뒤로 숨긴 손	예술적으로 궤변적, 회피, 꺼려함
짙은 음영	호전적 혹은 자위행위와 더불어 불안감과 죄의식을 제시 실제 또는 공상적 행동에 대한 죄의식(자위행위, 폭행, 절도)
생식기 부근에 그려진 손	자아 성애적인 습관을 제시 성적으로 비정상적인 적응을 한 여성의 그림에서 보임 성적 몰두, 자위에 대한 죄의식, 성적 접근에 대한 방어
손 처리에 대한 혼란	보통 성취와 사회접촉에서 신뢰의 결여를 보여줄 수 있다.
어렴풋하게 그려진 손	사회적 상황에서의 자신감 부족 또는 생산 능력이나 자신감의 전적인 부족, 혹은 이 양자 모두를 제시
부어 오른 손	제어되지 않는 충동을 제시

(24) 손가락: 손가락의 표현은 흔히 손이나 팔의 표현보다 더 중요하게 여겨진다. 유전적으로 손가락은 손이나 팔보다 먼저 그려진다. 가장 엄밀한 의미에서 볼 때 접촉의 표현을 나타내며 당연히 친근감, 건설적, 적개적, 파괴적 등 많은 방면에서 이용된다. 환경을 다루기 위한 도구이다. 사회적 접촉의 장소, 공격의 가능성, 의사소통의 가능성을 의미한다.

크고 뾰족하거나 갈고리 같은 손가락	상당한 적대감, 편집증, 명백한 공격성
꽉 쥐거나 잘린 손가락	공격적 충동을 억압하기 위한 부단한 노력
막대와 같은 손가락	유아적 공격성
꽃잎, 포도 같은 손가락	빈약한 손재주, 유아적 감정
손가락의 짙은 음영	죄의식, 주로 절도나 자위행위, 성욕, 적개심과 관련됨
다섯 손가락보다 더 많은 손가락	매우 야심 있는, 욕심 많은
발톱 같은 손가락 혹은 뿔이 난 것 같은 손가락	유아기적, 원시적, 호전적 경향
매우 긴 손가락	억압되어 있는 피상적인 성인
특이하게 큰 손가락	호전성과 반항적 경향
꽉 쥔 주먹	호전성과 반항성
손가락이 없는 손	아이들의 그림은 흔한 손가락이 없는 손이 어른그림에서 보일 때는 퇴행과 유아적 호전성, 반항적 경향, 특히 진하게 눌러서 그린 1차원적인 선 그림에서 이 같은 경향이 강함
관절, 손톱이 과도한 묘사	적대감에 대한 엄격한 통제를 유지하기 위한 노력

(25) 신발

세밀히 그린 신발	젊은 사춘기 소녀에 있어서 성적인 대상에 대한 강박적인 관심표시 남성과의 성행위에 대한 관심
뾰족한 신발	공격성
짙은 음영	성적 관심과 노력
신발의 결여	원시적, 억압되지 않은 공격성과 성욕
휘어진 신발	자기 과시적이고 자기도취적인 여성들의 경우 신발에 장식을 정교하게 한다.
큰 신발	안전에의 욕구

(26) 어깨: 신체적 힘에 대한 욕구의 감정을 표현한 것으로 여겨진다.

넓은 어깨	강함, 힘에 대한 극단적인 관심, 청소년, 힘을 얻으려는 노력
작은 어깨	열등감, 보상이나 대리물에 관심, 신체적 힘을 중요시 안함
각진 어깨	호전적, 반항적 경향 엄격함과 적개심을 가진 지표로 극도의 방어와 적개심을 나타냄
균형이 잘 잡힌 둥근 어깨	부드럽고 유연하며 조화가 잘된 힘의 표현
한쪽으로 처진 어깨	정서적 불안정, 성적 역할의 갈등 표시
지우거나 강화된 혹은 불확실한 어깨	신체발달에 따른 충동, 남성적인 것이 기본적인 집착의 대상임 이러한 표시는 정신 신체증적인 문제를 지니고 있거나 지나친 긴장 힘에 대한 표현으로서 신체 발달을 위한 충동과 육체적 노력의 몰두
우람한 어깨	남자가 그린 그림(불안정한 개인이나 사춘기 청소년기에서와 보여지는 것과 같이 보상적 반응으로 호전적 경향이나 성적 양면성)

(27) 팔: 세계를 조정하는 것, 다른 사람을 거부하는 것, 다른 사람에게 손을 내미는 것, 다른 사람들을 밀어내는 것, 다른 사람을 곁에 끌어당기는 것, 분노의 표현, 자기 방어, 원하는 것을 획득하는 것, 사랑하는 것, 자위 따위에 의한 자기 성적 흥분의 도구로 사용된다. 팔은 강함과 약함에 대한 감정과 노력을 나타낸다.

생략	손의 생략과 더불어 극도의 우울증, 일반적 무능력, 환경에의 불만족, 그리고 강한 철회경향을 보임과 죄의식을 시사 상대이성의 성(性)을 그릴 때 팔의 생략은 상대이성의 사람들로부터 -아마 상대이성의 부모님으로부터 -거부 받는 느낌을 가지는 사람을 나타내며 때때로 죄의식을 반영 우연한 생략, 적개심이나 성적욕망과 관련된 죄의식 세계를 부정하고 상징적으로조차 다루기를 거부함
혼란된 처치	피검자가 환경을 다루는데 피하거나 양가감정을 가짐 권력투쟁, 적개심, 성적욕망
짧음	야망의 결여, 약함을 느끼고 삶에 굴복
가느다란 팔	결핍된 성취에 대한 강한 감정, 약함과 무용감
날개 같은 팔	무력함, 다른 사람과 접촉하는 정신분열자
포개진 팔	세상에 대한 거부, 의심과 적개심으로 세상을 경멸 공격적으로 행동하려는 충동에 대한 엄격한 통제
뒤로 숨겨진 팔	죄의식과 손을 숨기려는 욕망, 공격성 표현의 통제가 필요
짙은 음영	때때로 자학을 암시
넓은 팔	강함에 대한 노력, 육체적인 힘과 완력이 두뇌를 능가한다고 주장
근육의 강조	신체적인 힘을 얻으려는 노력 육체적 노력, 동성연애자, 청소년기의 남성들
넓은 어깨와 근육의 강조	호전적이며 무례한 경향과 연관

길고 강한 팔	탐욕적이고 보상적인 야망을 나타내며 또한 신체적 강함, 환경과의 적극적 접촉에 대한 욕구 성공에 대한 노력과 야망, 사랑과 애정을 요구함
지나치게 긴팔	부적당한 감정을 보상 받기 위한 야망
바깥으로 뻗은 팔	애정과 사회적 상호작용을 위해 뻗음
팔을 그린선이 거침없이 그려진 경우	환경을 확장시키고자 하는 정도를 나타냄
어깨보다 넓은 팔	자아통제 부족, 충동적
몸 양옆의 곧은 팔	강직하고 강제적이며 억제적인 성격
몸 양옆의 축 늘어진 팔	무능한 성격
손을 허리에 댄 자세	매우 발전된 자아도취적 혹은 "대장(Boss)" 경향을 제시
팔이 몸의 오른쪽에서 기계적으로 수평 되게 뻗침	환경과 얕고, 효과 없는 접촉을 하는 단순하고 퇴행적인 사람
부서지기 쉽고 쇠약하게 쪼그라든 팔	신체적, 심리적, 연약함과 부적절함의 느낌을 제시
쪽 뻗은 양팔(大자)	피검자가 억압된 상태에서 정서적 도움을 필요로 함

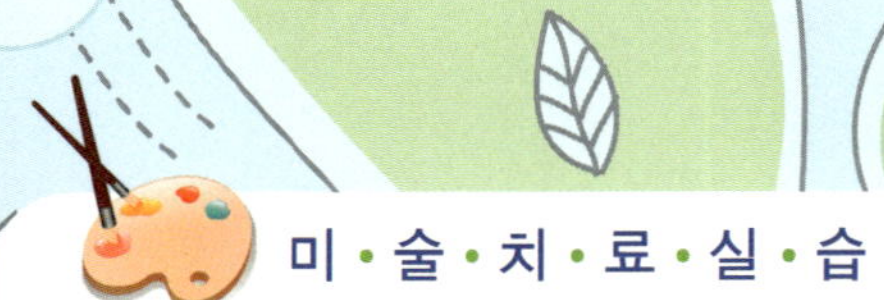

(28) 입

강조	퇴행적 방어, 구강기적 성격, 성격에서의 구강기적 특성의 강조 원초적 경향, 언어 장애의 가능성 구강적 성욕, 강한 의존 욕구, 미성숙, 알코올 중독자
활모양의 입	청년기의 성욕, 자기도취적, 허영심이 많은 청소년기의 소녀
드러난 이	유아적, 호전적 혹은 가학적 경향 구강적 공격성, 통렬하고 신랄한 빈정거림
넓은 위로 향한 입	억지로 꾸민 적응, 수용된 수 없는 감정들을 감추기 위해 수용될 수 있는 얼굴과 미소로 표현하는 경향
입의 상처	적개심과 분노, 비판적인, 언어적 가학성, 공격적
움푹 들어간 입	구강적 의존성, 심리적 미성숙, 관심과 인정에 대한 요구
굳게 다문 입	자신을 드러내는 것에 대한 거부, 의존욕구에 대한 거부 억압이나 적개심
비웃는 듯한 입	다른 사람에 대한 멸시, 공격성, 적개심, 약하고 불안정한 감정들이 있기 때문
얇은 입	완고한 강박적 충동들 속에서 구강기 의존욕구의 부인이나 거절 자기 중심적이고 독립적인 사람들에 있어서 구강의존성에 대한 거부
짧고 굵은 선으로 그림	강력한 호전적 충동 −이 사람은 예상되는 보복을 고려하여 주의를 기울인다.
옆모습에 한선으로 그림	큰 긴장감
여성의 그림에서 큐피드의 화살모양의 입	성적으로 조숙한 여자 성인 그리고 성인 정신신체적 천식에 연관되어져 왔다.
씩 웃는 모습의 넓고 입술 양 끝이 굽은 선	아이들에게는 일반적 성인들에게 있어서는 강제적인 만족, 그리고 부적절한 태도의 가능성을 제시한다.
열려진 입	구강적 수동성을 제시
담배, 이쑤시개, 파이프 등 입 안의 물체	구강의 성애(性愛)적 욕구를 제시
생략	애정욕구의 강한 거부, 심한 죄의식, 정신 신체적 호흡성 천식의 가능성, 천식환자, 우울증의 가능성, 다른 이들과 언어소통을 꺼려함

(29) 코: 코는 성적 관심과 권력투쟁의 상징이다.

긴 코	공격성, 우월을 탐함, 외형적이고 활동적
음영진 코	여성에 대한 약점을 투사한 유아적인 남성에 있어서 거세 감정을 나타냄
단추모양의 코	유아적인 성욕, 아동기적인 의존성
삼각형 모양의 코	권력투쟁, 유아기적 성
평평한 코	처벌받은 권력투쟁
힘주어 그리거나 크기를 통한 코의 강조	성적 곤란이나 거세 공포(Buck, 1948. Hammer, 1971. Jolles, 1964. Machover, 1949) 성적 부적절함 혹은 무기력함, 특히 성인 남자들에게 유의하다(Machover, 1949). 음경에 대한 관심을 넌지시 비친다.
날카로운 코	상당한 공격성과 우월 추구
강조되거나 뚜렷한 콧구멍	호전적인 경향을 나타네고 강조하며, 정신 신체적 천식 증세와의 연관을 가리킴(Eums & Kaufman, 1972. Machover, 1949) 원시적인 공격성, 분노

(30) 몸통: 특히 몸은 기본적인 욕구와 연관이 되어 있다. 충동과 행동 잠재력의 발달, 성장과 쇠퇴, 그리고 이런 상태에 연관된 태도는 몸통의 처리를 통해 나타날 수 있다. 동시에 몸통의 처리는 나이에 따라 변화가 심하다. 몸통은 종종 비교적 간단하고 전체적 모양이 다소 직사각형으로 그려진다. 이 같은 모양에서 벗어날 경우는 특별하게 취급되어져야만 한다.

둥근형의 몸통	수동적, 비호전거, 비교적 여성적 혹은 유아적, 퇴행적
각진 모습의 몸통	비교적 남자다운
비율에 알맞지 못한 작은 몸통	충동의 거부, 열등감 혹은 양자 모두를 제시
몸체의 아랫부분을 잘 닫혀있게 그리기를 싫어함	성적 편견

(31) 옷

속옷만 입었거나 벌거벗은 그림	옷을 지나치게 입힐 때와 마찬가지로 유아적이거나 성적으로 이상 적응된 성격, 관음증적, 노출증적
사람에게 너무 큰 옷	부적응과 자아멸시
속이 비치는 옷	관음증적, 노출증적
주머니의 강조	유아적, 종속적 남성 종종 정신병적 기질에 영향을 주는 호의적 혹은 모성적 측면의 결여
넥타이에 대한 강조	특히, 사춘기와 40세 이상의 성인 남자에 있어서 성적 부적응의 감정 작거나 불확실한 그림 혹은 쇠약한 타이는 약한 성용에 대한 절망적인 자각 길고 눈에 띄는 타이는 성적 무기력을 과대하게 보상하려는 성적 호전성

(32) 단추: 자신의 내적 힘이 제한되어 있고 안정감을 얻기 위해 타인에게 의존하고 있음, 자기대상의 도움을 받고자 하는 욕구를 나타냄

중간선에서 아래로 달린 단추	어머니에 대한 지속적인 의존, 구강의존으로의 퇴행, 자기중심적인, 신체열중, 권력에 대한 맹종과 의존심에 대한 관심을 가진 신체자각
강조	종속적, 유아적, 부적응하는 성격 의존, 미숙함, 불충분함
소매부리 단추	종속성 통제에 대한 판에 박은 강박적인 세부장식
많고 큰 단추	안정감을 얻고자 하는 욕구, 의존적
정교함	과시적, 강박적
적고 작은 단추	욕구충족의 결핍, 좌절감, 수동적

(33) 기타

근육 강조	미술전공 학생, 남성동성연애자, 자기 일에 열중함, 자기중심적인, 자기중심적 신체 도취자, 근육이 쇠퇴한 사람
모자	미성숙, 성적욕망을 숨김, 남성의 성적 무력감 머리카락 없음(유아기의 성욕에 대한 정신분열증적 표시와 남성다운에 대한 보상적 공상)
특별히 강조된 턱	호전적이고 지배적인 경향의 가능성 강력한 추동의 단계의 가능성 약하자고 느끼는 것에 대한 보상의 가능성
배	확장(신체적 나약함, 갱년기 우울증, 임신에 대한 갈망, 탐욕과 욕망을 나타냄, 아동화의 진행)
발의 생략	불안정성, 혹은 "뿌리"의 부재를 제시
다른 물체에 의해 잘렸거나 생략된 신체부분	생략된 부분에 대한 거부감과 우울증, 그리고 이 부분에 대해 생각할 수가 없음 아버지나 형과의 경쟁에서 거세 공포증을 가진 소년들에게서 보여짐 정서적으로 적응이 된 소년들과 비교할 때 정서적으로 불안정한 소년들에게서 유의하게 많이 발견됨

(34) 정상적인 지표들

크기	6~7인치, 여성상은 남성에 비해 약간 작거나 같지만 크지는 않다.
배치	종이의 중간에서 약간 아래
시작	머리와 얼굴에서 시작
소요시간	10~12분
자발성	어떤 생기나 활동(즉, 융통성이 있고 엄격하지 않은)을 보여 준다.
비율	현실적인 비율과 조화되고 경미한 경우엔 왜곡이 없다.
예술적 표현	보기에 균형 잡혀있고 유쾌하게 그려져 있다.
지움	극소, 더 잘 그리려고 할 때 지운다.
선의 질	선은 일관되고 안정된 필압을 보인다.
성	주로 동성을 먼저 그린다.
성적인 특징	여성은 가슴, 남성보다 긴 머리카락, 둥근 엉덩이 남성은 넓은 어깨, 가슴, 짧은 머리
나이	피검자의 나이에 가깝다.
허리띠	상투적인 통제의 표시
형식적인 옷	형식적인 통제와 보수적이 되려는 경향
눈	눈동자를 그리지만 검게 칠해 강조하지는 않는다.
콧구멍이 없다.	유아적인 공격성이 결여
주관적	지나친 자기비판 없이 그려진 인물상을 수용한다.
유머감각	유머를 가지고 그림의 부족한 점들을 수용할 수 있다.
발	강조되지 않는다.
귀	강조되지 않는다.
완전한 인물상	소수만을 제외하고 인물상을 그린다.

참조

- 인물화 및 집ㆍ나무ㆍ사람ㆍ그림에 의한 심리진단법. 한국미술치료학회
- 한국미술치료학회 편(1997). 미술치료의 이론과 실제. 한국미술치료학회
- 한국미술치료학회 편(1999). 미술치료연수회 자료집(제23회). 한국미술치료학회
  – 김동연. 공마리아 편역(1998)
- 그림을 통한 아동의 진단과 이해 –HTP와 KFD를 중심으로. 신민섭 외
- HTP와 KHTP 심리진단법. 김동연ㆍ공마리아ㆍ최외선 편저
- 동적 집-나무-사람 그림 검사(K-H-T-P 그림검사의 해석지침서). 로버트 번스. 김상식 역

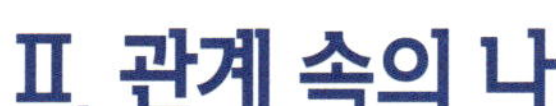

Ⅱ. 관계 속의 나

1. 소시오그램

1) 9세 이상의 내담자에게 활동하는 것이 좋다.

2) 신뢰감이 충분히 형성된 후에 실시하여야 내담자가 자신의 감정을 안전하게 표현할 수 있다.

3) 내담자가 자신의 감정에 솔직한 것은 옳은 것임을 알도록 해야 한다.

4) 활동을 하기 전에 내담자에게 누가 가깝고, 누가 가장 중요한지 그리고 가장 사랑하는 사람은 누구인지를 가늠하는 것이라고 설명해 준다.

5) 원안을 다 채우지 못해 고민하는 내담자가 있을 경우에는 치료자는 사람이 아니라도 내담자가 좋아하는 것으로라도 채울 수 있도록 한다.

6) 동심원이 부족하다고 생각하는 내담자도 있는데, 이때는 그 외의 사람들을 마지막의 원 밖에 표현해도 된다고 알려주면 된다.

7) 작업이 끝나고 작품에 대해 설명을 해나가는 도중에라도 순서를 바꾸고 싶어 할 경우에는 바꿀 수 있도록 한다.

8) 내담자 주위에 있는 사람들의 소중함에 대해 생각하는 시간이 될 수 있으므로, 그 사람에게 감사하는 마음을 전달하는 활동을 함께 한다면 더욱 더 좋은 시간이 될 것 같다.

9) '내담자가 소중하게 생각하는 물건', '내담자와 친한 사람이 소중히 여기는 물건', '내담자에게 어울리는 직업' 등의 주제를 사용하여 같은 방법으로 활용할 수 있다.

2. 내 인생의 중요한 세 사람

1) 내담자 자신의 삶에 긍정적, 부정적 영향을 미친 사람에 대해 살펴봄으로써 내담자가 가지고 있는 내면의 감정을 정화할 수 있는 계기가 되고 대인관계 속에서 자신의 모습을 객관화시켜 볼 수 있다.

2) 내담자 내면의 긍정적, 부정적인 사람에 대한 감정을 표현함으로써 자신의 대인관계에서의 패턴을 객관화해서 이해하게 한다.

3) 내 인생에 영향을 미친 사람을 선택하는 과정은 미술치료 과정에서 중요한 자기 노출의 과정이다. 내담자가 작업 과정에서 느낌을 소중하게 다루는 것이 더 중요하므로 강요하지 말고 내담자가 쉽게 이미지를 그리고 표현 하도록 한다.

4) 내담자가 "세 사람만 표현해야 하나요?" 라고 질문하면 "언어로 표현할 때는 세 사람만 표현 하도록 하고 그림으로 표현 할 때는 더 많은 사람을 그릴 수 있다." 라고 대답한다.

3. 9분할 통합 회화법

9분할 통합 회화법은 일본의 愛知醫科大學 심리학과 교수인 모리다니(森谷寬之, 1986)가 제안한 기법으로 도화지에 테두리를 그은 후, 화면을 3×3으로 9분할하여 각각의 칸 속에 그림을 그리게 하는 방법이다(김동연, 2000, 재인용, 최외선, 2008).

1) 그려진 그림, 문자, 도형, 기호로 표현된 이미지가 무엇을 의미하는지에 대해 이야기 한다.

2) 그림을 그릴 때 그리는 순서에 대해 언급하지만 한정시킬 필요는 없고 내담자가 그리는 대로 수용하는 것이 좋다. 처음 그린 것과 마지막에 그려진 이미지가 내담자에게 있어서 중요한 심리적 반응을 나타내므로 내담자가 그림을 그리는 과정을 잘 관찰할 필요가 있으며, 그림 중에서 가장 나의 마음을 잘 표현한 것이 무엇인지 등을 질문하고 이야기를 하게 한다.

3) 심리치료 장면에서 가족(혹은 자신 및 친구)과의 관계가 중요한 주제가 되고 있는 시점에서 실시하는 것이 좋으며, 그에 따라 적절한 주제를 제시할 수 있다. '어머니', '아버지', '자신이 원하는 것', '나 하면 생각나는 것', '내가 좋아하는 것' 등 다양한 주제를 제시하여 자신, 가족, 친구에 대한 이미지를 깊게 다룰 수 있다.

4) 9분할 통합 회화법은 내담자가 가진 복잡한 이미지를 가능한 한 손상시키지 않고 용이하게 표현할 수 있게 한다.

5) 내담자가 가족에 대한 부정적인 면을 나타낼 때 내담자들은 가족(아빠)에 대한 분노도 있지만 자칫 죄책감을 느낄 수 있다면 아이들이 느끼는 양가감정에 대해 충분히 다루어 줄 필요가 있다. 즉, 죄책감이나 분노표출을 위한 작업이 이루어져야 하며, 이 작업을 마친 후 가족(아빠)의 긍정적인 모습도 생각해 보게 하는 것이 필요하다.

4. 계란화

계란화(Egg Drawing)는 계란이라고 하는 물체이미지를 자극하고, 타원 테두리 내측에 초점을 두어 계란을 발견하고 파괴시켜 새롭게 탄생하는 과정을 그림의 공간에 표현하는 것이다(최외선, 2008).

1) 내담자로 하여금 반드시 계란의 금을 긋도록 한다. 계란의 금을 통하여 내담자의 심리적 에너지를 알 수 있다.

2) 계란화에서 표현되는 것은 대게 일목요연한 것이 많으므로 해석의 필요는 거의 없다.

3) 내담자가 표현을 했다면, 치료자는 반응을 하고 내담자가 표현할 수 있다는 것을 존중해 준다.

4) 계란에서 나오는 것이 구체적인 것이 아닌 때는 구체화시키는 것이 필요하다.

ex) 도깨비 방망이라고 이야기 할 때 "도깨비 방망이를 두드렸을 때 무엇이 나왔으면 좋을까요?" 라고 질문하여 구체화 시킨다.

5. 동굴화

동굴화는 내담자가 동굴 안에서 바깥세계를 바라보고 바깥풍경을 그리게 하는 것으로 동굴이라고 하는 공간 이미지를 자극하며 타원 테두리 내·외측 양측에 초점을 둔다.

1) 계란화와 동굴화는 따로 시행해도 되나, 계란화와 같이 시행할 경우는 계란화를 먼저 그리고 그 후 동굴화를 그리게 한다.
2) 타원 테두리의 크기는 너무 크지 않게 한다.
3) 내담자와의 관계를 형성하는 단계로 그림에서 표현된 사물에 대해서 언어화를 한다.
4) 내담자의 작품을 통해 표현한 내용들을 이야기화 할 수 있도록 한다.

6. 가족동물화

1) 내담자가 그림을 그리는 순서와 그림 속의 인물이 누구인지에 대해서 적어둔다.
2) 가족구성원을 특정 동물로 표현한 상징적인 의미를 내담자와 이야기 한다.
3) 가족을 표현할 때 제일 힘든 사람이 누구인지 알고, 힘든 상황을 이해한다.
4) 사람을 동물로 표현하는 것을 어려워 하는 경우에는 꽃이나 자연물로 표현하도록 한다.
5) 가족 동물화를 통해 가족의 소중함을 깨닫거나 내담자가 느끼고 있는 가족에 대한 생각을 알 수 있다.

8. 몸이 말을 해요

1) 내담자가 긍정적인 감정과 부정적인 감정일 때 나타나는 신체 반응이 어느 쪽일 때 잘 일어 나는지 살펴본다.
2) 내담자 자신이 없애고 싶은 신체적 반응은 어떤 것인지 더 늘리고 싶은 신체적 반응은 어떤 것인지 알아본다.
3) 내담자는 부정적인 반응을 줄이기 위해서 본인이 할 수 있는 감정 해소법은 어떤 것이 있는지 알아본다.
4) 내담자가 매일매일 자신의 감정에 일어나는 신체 반응이 어떻게 다른지, 얼마나 자주 나타나는지 알아본다.

Ⅲ. 현재의 나

1. 나의 달력 만들기

1) 내담자가 쉽게 실천할 수 있는 계획을 짜도록 한다.

2) 달력에 적힌 것을 꼭 실천하도록 한다.

3) 실천하는 나를 재발견하여 계획성 있게 삶을 영위하도록 한다.

2. 항아리 속의 나

인생에 있어서 내담자가 중요하게 느끼는 것, 중요하지 않은 것이 무엇인지 알 수 있고, 내담자가 미처 알지 못하거나 인식하지 못하는 부분이 무엇인지 알 수 있다.

방법 1

1) 11세 이상의 내담자에게 적용한다.

2) 내담자의 생각은 지극히 개인적인 생각이고 주관적임을 명심하고 치료자는 내담자의 표현을 있는 그대로 인정하고 수용할 수 있도록 한다.

3) 세 개의 항아리 속이 가득차거나 텅 비어 있어서 걱정을 하는 내담자가 있을 경우, 이것은 아무 문제가 되지 않는다고 내담자에게 이야기 해주는 것이 좋다.

4) 치료자는 중요한 항아리에 들어 있는 것, 즉 내담자가 바라는 것들을 이루기 위한 방법, 버리고 싶은 것들을 없애기 위한 방법 등을 내담자와 함께 찾아간다.

5) 내담자가 중요한 것을 인식하고 있지만 본인이 노력하지 않고 있다는 것도 인지 하도록 한다.

6) 지금 현재 내담자가 가장 중요하다고 생각하는 것을 선택하도록 한 후 이것을 하지 못하게 방해하는 요인은 무엇인지 찾아내도록 한다.

7) 치료자는 항아리 속 내용이 가능하면 추상적인 내용을 좀 더 현실적이고, 사실적인 내용으로 구체화시키는 활동을 하도록 한다.

방법 2

1) 가치관 목록을 만들어 그 목록에 있는 내용 중 중요하지 않은 것, 중요한 것, 매우 중요한 것들을 찾아 오려서 항아리 안에 붙일 수 있다.

2) 실제 박스를 세 개 만들어 각각의 제목을 적고 그 제목에 해당하는 글이나 그림을 박스 안에 넣을 수 있다.

3) 어린 내담자에게는 중요한 것, 중요하지 않은 것 두 가지로 구분하여 사용한다.

3. 빗 속의 사람(PITR: Person In The Rain)

빗 속의 사람 그리기(PITR: Person In The Rain)는 인물화에 비가 오는 장면이 첨가된 것으로 Anold Abraham Amchin(Hammer, 1958, 1967)에 의해 개발된 것이다.

1) 인물화를 변형시켜 만든 것이다.

2) 빗 속의 사람 그림은 스트레스와 스트레스 대처양식을 보는 것이다.

3) 일반적으로 비, 구름, 웅덩이, 번개 등은 스트레스를 뜻한다.

4) 우산, 비옷, 보호물, 장화, 얼굴표정, 인물의 크기, 인물의 위치 등은 스트레스 대처자원이다.

5) 인물상이 비옷과 장화를 신고 있고, 우산을 쓰고 있거나 건물이나 나무 밑 등 보호물 속에 인물상을 가리고 있는 경우 – 스트레스 대처자원

6) 인물상의 크기가 크고, 인물상의 위치가 중앙에 위치하고 있는 경우 – 대처자원

작품속의 인물에 대해 질문한다.

- 이 사람은 무엇을 하고 있습니까?
- 이 사람은 몇 살입니까?
- 이 사람을 보면 누가 생각납니까?
- 이 사람의 현재 기분은 어떨까요?
- 이 사람에게 필요한 것은 무엇일까요?

7) 빗 속의 사람은 스트레스를 측정하는 기법이다.

8) 그림이 나타나게 된 배경, 즉 현재 겪고 있는 스트레스에 대해 알 수 있다.

9) 대처자원은 어떤 것이 있고 이 방법이 자신의 문제를 해결하고 해소하는 데 얼마나 도움이 되는지, 이 자원 이외에 개발해야 할 자원은 어떤 것이 있을지 찾아보도록 한다.

4. 장점 찾기 – 신체 본뜨기 Ⅰ

치료자는 내담자의 장점 찾기에 도움을 주어 내담자가 긍정적인 사고를 하는데 도움이 되도록 한다.

1) 내담자가 아동일 경우 – 손의 좋은 기능, 나쁜 기능(오른손에는 손이 하는 좋은 기능, 왼손에는 손이 하는 나쁜 기능)을 적어 보게 한다.

2) TP용지(트레이싱 페이퍼)나 색지 등에 손을 그려 자신의 장점을 적고 이것을 오려서 모빌로 활용 할 수 있다.

3) 부모와 자녀가 함께 상담을 받으러 왔을 경우 – 서로의 손을 본떠서 장·단점을 작업하면서 부모와 자녀 상호간의 이해를 더 돕는다.

5. 장점 찾기 – 신체 본뜨기Ⅱ

방법 1

1) 상담 시 내담자가 자기 노출을 하기가 쉽지는 않다.

2) 상담과정에서 신체모양을 주고 자신의 탐색을 할수 있도록 도와주는 기법이다.

3) 저항을 줄이고 유연하게 적용 할 수 있다.

4) 내담자가 자신을 표현하거나 꾸미기를 힘들어 할 때는 치료자가 내담자에게 느끼고 있는 장점을 표현해 주는 것도 좋은 방법이 된다.

5) 치료자는 내담자로 하여금 자신의 모습을 탐색할 수 있는 여유를 가질 수 있게 한다.

방법 2

1) 부모와 자녀 간에 서로의 신체를 본뜨고, 부모는 아동의 장점을 찾아서 꾸며준다.

2) 아동은 부모의 장점을 찾아 신체상을 꾸며 주는 것도 부모-자녀 서로 간의 관계를 증진할 수 있는 좋은 방법이 된다.

6. 만다라 기법

1) 산스크리트어로 원, 본질을 말한다.

2) 만다(manda)의 뜻은 마음의 창 또는 본질이다.

3) 성취라(la)는 소유 또는 성취이다.

4) 만다라는 색상, 숫자, 형태를 상징한다.

5) 내담자가 정신을 집중하여 자기를 돌아보고 내면의 질서를 세우며 조화롭게 할 수 있는 기법이다

6) 현실에 대한 인식을 가능케 하고 내적세계의 표현으로 마음의 전체성을 상징하는 도형이다.

7) 만다라의 효과는 주변의 현실을 새롭게 받아 들이고 고요하고 침착해 진다.

8) 정신을 집중함과 동시에 이완 할 수 있고, 분열된 심상이 하나로 모아진다.

9) 채색의 방향에 따라 성격의 내향과 외향이 나타난다.

10) 색채의 방향성과 색 활용으로 성격의 산만함과 자신감을 볼 수 있다.

11) 선의 경계가 내담자의 강박에도 영향을 준다.

12) 일회성 보다는 오랜기간 동안 여러 가지 방법으로 내적변화를 찾아 스스로 통합 할 수 있도록 한다.

13) 만다라 문양을 제작할 수 있도록 한다.

7. 상자기법

1) 상자기법은 내담자가 어떤 상자를 선택하는가 하는 부분도 중요하다.

2) 내담자가 상자를 선택할 때 내담자들의 선택 과정들을 치료자가 유의하면서 관찰하고, 과정들을 내담자와 함께 나누는 것이 중요하다.

3) 이 작업을 통해 내담자는 자신에 대해 생각하게 되고, 특히 작품을 완성하고 나서 자신의 모습을 객관화하여 살펴볼 수 있는 계기를 가지게 된다.

4) 집단에 적용할 경우 – 겉면을 다른 집단원들이 느꼈던 부분을 개인의 상자 겉에 표현해 주면서 피드백하는 것도 좋은 방법이 될 수 있다.

5) 빈 상자는 사람의 모습과 비슷하다.

6) 사람도 겉으로 보이는 부분과 보이지 않는 내면의 모습이 있는 것처럼 겉면은 잘 보이나, 내면의 부분은 밖에서는 잘 볼 수 없는 부분이 있다.

7) 상자도 사람과 같아서 겉면은 잘 보이나, 속은 애써 들여다보지 않으면 잘 볼 수 없다.

8) 상자를 이용하여, 상자의 겉면은 남이 보는 내 모습을 표현하고 상자의 속은 내가 보는(아는) 내 모습을 표현한다.

9) 상자로 자신을 표현할 때는 다양한 재료들을 사용해서 표현한다.

8. 매직방패

1) 놀이를 할 때 신체적인 충돌로 다치지 않도록 한다.

2) 지난 일주일 동안 쌓인 내담자의 스트레스 요인에 대해 생각 할 수 있도록 한다.

3) 신체적인 충돌로 다치지 않도록 주의한다.

4) 어린이들은 방패를 만들어 물총 놀이와 함께 하면서 스트레스 해소를 할 수 있도록 한다.

9. 가면속의 나

1) 스트레스 속의 내담자 자신의 모습을 찾도록 도와 준다.

2) 지난 일주일 동안 쌓인 내담자의 스트레스 요인에 대해 생각 할 수 있도록 한다.

3) 스트레스 요인을 자세히 관찰하여 기록할 수 있도록 도와 준다.

10. 아지트 만들기

1) 신문지를 이을 때나 놀이 중에 신문지 줄이 끊어지지 않도록 한다.

2) 대상자가 아동일 경우

- 소극적인 아동이 열외가 되지 않고 적극적일 수 있도록 한다.
- 무기를 만들어 전쟁놀이를 할 때에는 아동들이 마음껏 감정을 표출하도록 한다.
- 공격 중에 마음이 상할 수 있으므로 적절한 규칙을 정하도록 한다.
- 규칙이 지켜지도록 치료자가 유도한다.

IV. 미래의 나

1. 웅덩이

방법 1

1) 12세 이상의 내담자에게 적용한다.

2) 내담자가 웅덩이 안에 빠졌을 때의 느낌에 완전히 몰입하도록 눈을 감고 천천히 그 상황 속으로 들어갈 수 있도록 치료자가 도움을 준다.

3) 내담자가 어떻게 웅덩이에서 빠져 나왔는지, 웅덩이에 다시 빠지지 않도록 하기 위해 내담자가 할 수 있는 것은 무엇인지에 대해 이야기 한다.

4) 내담자에게 제공된 도움을 최대한 활용할 수 있는 방법에 대해 이야기 한다.

5) 내담자 자신이 아무런 행동을 하지 않는다면 결코 웅덩이에서 빠져나올 수 있는 방법이 없다는 것을 내담자가 알 수 있도록 도움을 준다.

6) 실제 내담자 삶 속에 있었던, 이와 비슷한 경험에 대해 이야기를 나눈다.

방법 2

1) 웅덩이가 아닌 다른 장소도 생각해 본다.

ex)동굴 속에 갇혔을 때, 바다에 빠졌을 때, 어떤 방에 갇혔을 때 등

2) 포르티아 넬슨의 '다섯 마당 자서전' 이라는 시를 읽어 주고 그 느낌을 그림으로 표현하게 할 수도 있다 (최외선, 2008 인용).

①
길을 걷는다.
보도에 깊은 구멍하나.
구멍에 빠진다.

끝장이다. 희망이라곤 없다.
내 탓은 아니야.
구멍에서 다시 나올 때까지.
시간이 한없이 걸린다.

②
같은 길을 걷는다.
보도에 깊은 구멍하나.

구멍을 못 본체 한다.
또 구멍에 빠진다.
믿기지 않는다. 같은데 또 빠지다니.
하지만 내 탓은 아니다.
다시 나올 때까지 여전히 한참 걸린다.

③

같은 길을 걷는다.
보도에 깊은 구멍하나.
구멍을 본다.

여전히 구멍에 빠진다.
습관적으로....
두 눈을 크게 뜨고 본다.
나는 안다. 내가 어디에 있는지....

④

같은 길을 걷는다.
보도에 깊은 구멍하나.
구멍을 피해 돌아간다.

⑤

다른 길로 간다.

2. 콜라주 – 버리고 싶은 것, 가지고 싶은 것

1) 이 기법은 내담자가 현재의 자기 모습과 자신이 원하는 이상적인 자기 모습 사이에서 힘들어 할 때 또는
   자신의 욕구를 명확히 하고자 하는 경우 사용한다.

2) 내담자의 욕구를 분명하게 파악한다.

3) 미술치료과정에게 내담자와 깊이 있는 부분에 대한 상담을 나눌 수 있다.

4) 내담자가 그림을 그릴 때, 치료자 자신도 함께 그림을 그리면서 내담자와 서로 친밀해지는 것도 좋은 방
   법이다.

5) 이 기법은 내담자가 현재의 자기 모습과 원하는 이상적인 자기 모습 사이에서 힘들어 할 때 또는 자신의
   욕구를 명확히 하고자 하는 경우 사용 할 수 있는 기법이다.

6) 자신의 생활 속에서 자신이 대견하거나 마음에 들지 않는 부분을 그림을 그리거나 잡지책을 이용하여

작업한다.

7) 완성한 작품을 보면서 자신의 모습 을 반성해 본다.

3. 미래 모습

1) 11세 이상의 내담자에게 적용한다.

2) 내담자가 작업한 그림을 보면서 그 순간에 나를 슬프게 하는 것, 현재와 다르게 변화된 것, 나를 행복하게 하는 것 등에는 어떤 것이 있는지 치료자와 이야기를 나눈다.

3) 내담자가 어떠한 미래의 모습을 표현하더라도, 상담자는 그것을 수용한다.

4) 만약 내담자가 하늘의 별을 따는 것이 목표라고 하더라도 그 목표를 존중해 주는 것이 좋다.

5) 간혹 미래의 모습이 자꾸 바뀐다고 고민하는 내담자라면 그렇게 변화되는 것이 당연한 것임을 내담자에게 알려주는 것이 필요하다. 세상에 있는 모든 것들이 항상 변화하듯이, 우리도 자라면서, 생각이 바뀔 수 있기 때문이다.

6) '나의 미래 모습' 에서 일정한 시점을 정해 주지 않은 이유는 내담자가 선택하는 미래의 시점 또한 내담자에게 중요한 의미를 가지고 있기 때문이다. 그러나 내담자가 원한다면, 정확한 미래의 시간을 제시해 줄 수도 있다.

7) 대상자가 아동일 경우 아동과 부모가 각각 아동의 미래에 관한 활동을 한다.

8) 아동의 시각과 부모의 시각 사이의 차이를 알 수 있고 상담을 통해 좁혀갈 수 있다.

9) 주제를 '장래 희망' 으로 할 수도 있다.

10) 앞으로 내담자가 지금 힘써야 할 것들에는 무엇이 있는지 생각해 보게 한다.

4. 꿈을 주는 나무

1) 치료자가 보는 내담자의 장점을 적어서 내담자의 나무에 붙이며 같이 작업하는 방법도 효과적이다.

2) 자신의 장점을 많이 찾을 수 있다.

3) 자신의 흥미, 능력, 관심 분야 등을 고려하여 희망과 꿈을 구체화시킨다.

4) 구체화된 꿈을 실현시키기 위해 자신이 할 수 있는 행동 방향에 대해 이야기하고 실천할 수 있도록 한다.

5) 집단 활동으로 할 경우 － 자신의 나무를 꾸미고 난 후 다른 집단원의 장점을 찾아서 집단원의 나무에 붙여 주면서 상호작용 하도록 한다.

V. 새로운 나

2. 칭찬 만국기

1) 다른 사람의 성장과 칭찬을 통해 내담자 자신도 기쁨을 느끼도록 한다.

2) 긍정적인 사고를 통해 내담자 자신도 자신감과 만족감을 가지도록 한다.

4. 동적 학교 생활화 – 진단하기

동적 학교생활화(KSD: Kinetic School Drawing)는 Knoff와 Prout(1988)에 의해 개발된 것으로 아동이 학교 내에서 그들과 관계되는 인물, 즉 자신과 친구와 교사가 무엇인가 하고 있는 그림을 그리게 하여 친구, 교사 와의 관계에 대한 아동의 지각을 측정하는 투사기법이다.

1) 이 기법은 진단기법의 하나로 한 학기 동안 여러 미술치료를 하면서 본인의 학교생활의 변화를 알아보 도록 한다.

2) 학생의 경우는 하루 일과 중 많은 시간을 학교에서 보낸다.

3) 학교생활이나, 교사와의 관계, 친구들과의 관계는 아주 중요하다.

4) 이 그림을 통하여 학교생활의 적응이나 교사와 친구들과의 관계를 탐색한다.

5) 상담을 통하여 학교생활에 적응하고 긍정적인 변화를 유도한다.

6) 내담자와 대화를 나누어 대처방법이나 해결방안을 모색하고 실천할 수 있도록 지도하는 것이 필요하다.

7) 친구나 교사와의 관계 등이 원활하지 못할 경우는 어떤 요인이 있는가, 관계개선을 하고 학교생활에 적 응하기 위해서는 어떤 부분이 변해야 하는가, 그 같은 변화를 위해 자신이 할 수 있는 것은 무엇인가 등 을 작업한 그림을 보고 이야기 한다.

8) 유치원 아동의 경우는 유치원 생활을 그릴 수도 있으며, 일반 사회인의 경우는 직장 생활을 그리게 하여 소속집단에서의 생활 적응성을 파악할 수도 있다.

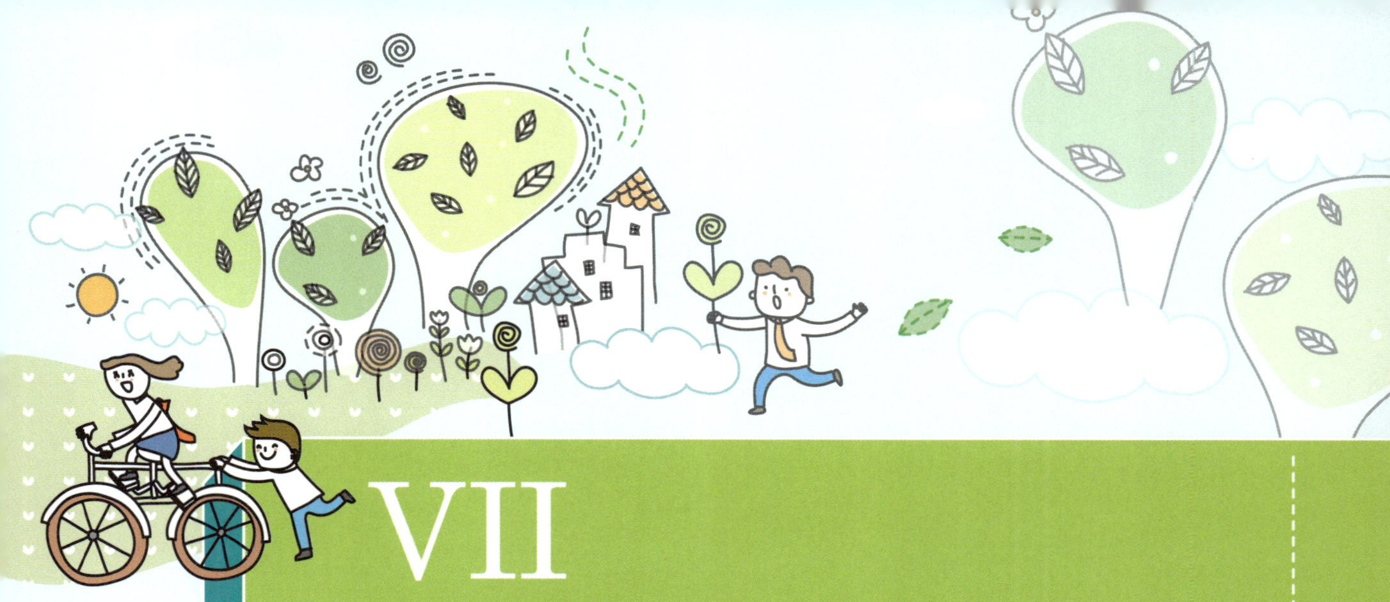

VII

미술치료의 이해

미술치료의 개념

미술치료의 장점

미술치료의 역사

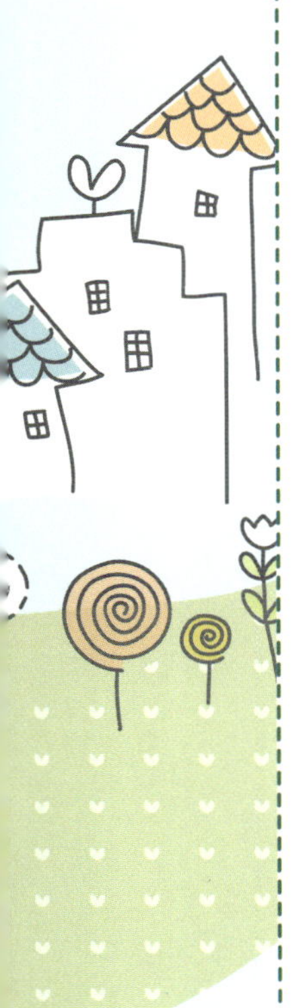

1. 미술치료의 개념

오늘날 지식사회에서의 현대인들은 수많은 변화 속에서 적응하며 살아간다. 이러한 변화는 사회, 문화, 경제, 그리고 전반적인 생활 속에서 일어난다. 삶을 지속해 나가고 더 나아가 보다 나은 삶을 살기 위해 인간은 복잡 다단한 현실에서 부단히 노력하며 스스로의 정신건강을 살펴야 하는 커다란 과제를 안고 있다. 그러나 자신이 가진 역량보다 지나친 현실의 사건들 속에서 자신을 바로 세워 살아가기는 결코 쉬운 일이 아니다.

세계보건기구(WHO)는 건강의 정의를 "건강이란 단순히 질병이 없고 허약하지 않은 상태만을 의미하는 것이 아니고 육체적 · 정신적 · 사회적, 그리고 영적 안녕이 완전한 상태"를 뜻한다고 하였다. 이에서 알 수 있듯이 건강은 신체적으로 고통과 불편 없이 편안하고, 정신적으로 불안이나 긴장 · 걱정 없이 안정되며, 사회적으로 평안한 상태임을 알 수 있다. 여기서 사회적 안녕(social well-being)이란, 사회에 있어서 그 사람 나름대로의 역할을 충분히 수행하며, 자신에게 부과된 사회적 기능을 다하여 사회생활에 잘 적응하고 있는 상태를 말한다.

미술치료는 심신의 어려움을 겪고 있는 사람들을 대상으로 하여 조형활동을 통해서 심리를 진단하고 치료하는데 목적이 있다. 조형 활동을 통해서 개인의 갈등을 조정하고 동시에 자기를 표현하고 승화되는 과정에서 자아성장을 촉진시킬 수 있다. 자발적인 조형 활동을 통해서 개인의 내적 세계와 외적 세계간의 조화를 이룰 수 있도록 도와주며 조형 활동을 통해 정서적 갈등과 심리적인 증상에서 보이는 억제, 상실, 왜곡된 자아를 발견해 개인의 내적 세계와 외적세계에서 조화롭고 창조적으로 살아갈 수 있도록 도와주는 심리요법이라 하였다. 즉, 미술치료는 비언어적인 수단인 미술이라는 예술매체를 적극 활용해 감정표현과 치유가 일어나도록 하는 심리치료라 할 수 있다.

미술치료는 미술을 바탕으로 둔 심리치료의 한 형태로서 미술교육과는 다르게 결과 보다는 과정을 중시한다. 필요에 따라 미술치료에 미술교육적인 요소를 도입 하기도 하지만 작품의 완성도보다는 미술활동을 하는 과정을 통해 치료적 효과를 얻는다. 미술치료는 치료적 상황에 미술을 도입한 것으로 내담자가 자발적으로 미술활동을 하도록 도와 자신의 감정을 표출하고 이를 통해 심신의 안정과 성장 및 창조적인 삶을 살도록 돕는다. 또한 자신을 이해하고 타인을 이해하며 건강한 인격체로 가능 하도록 도와 건강한 자아는 더욱 성숙시키고 일상생활에 어려움을 겪는 사람들에게는 증상을 완화시키거나 감소 시키는 것을 목적으로 한다.

미술치료는 전 연령에 걸쳐 접근이 용이하고 내면의 심상을 비언어적인 방법으로 표출 하므로 방어를 줄일 수 있고 내담자의 감정이나 사고 등이 작품으로 구체화 되어 유형의 자료를 얻을 수 있으며 작품의 영속적 보관 등 많은 장점을 가지고 있다. 또한 시각적인 매체를 사용하기 때문에 내담자의 내면세계와 성격에 대한 뚜렷한 증거를 제공하고 내담자의 심리내적적응과 치유를 도우며 건강하게 기능하여 한 개인이 전 생애발달 과정에서 이루어야 할 발달 과업들을 잘 이룰 수 있도록 돕는 역할을 한다. 그리고, 비언어적 수단으로서 통제를 적게 받고 언어적 접근보다 내담자의 방어를 줄여 내담자의 무의식에 보다 안전하게 접근 할 수 있는 장점이 있고 심리적인 갈등을 다루며 인간의 마음 구조의 다른 부분들을 활성화 시키므로 유익하다.

미술치료에서 미술활동은 자기감정과의 의사소통의 수단이 되고 미술작품은 타인과의 의사소통의 매개물이 되며 내담자와 미술치료사 사이에 상담적 교량역할을 한다. 즉, 미술활동을 통해 표현된 내담자의 미술작품은 내담자 자신의 상징적 자기 보고이며, 미술활동을 하는 동안 내담자가 보여 주는 행동은 풍부한 행동 관찰을 제공해 주고 내담자가 자신의 그림을 어떻게 보는가 하는 것은 투사적 자료로 사용 될 수 있다.

지역사회정신보건 서비스가 확대되어 심리치료분야에도 관심을 갖기 시작하였고, 미술의 창작활동이 인간의 정신적인 건강을 촉진시킨다는 것이 밝혀지면서, 많은 사람들이 미술을 치료의 한 요소로 인정하였다.

치료로서 미술의 첫 번째 증거자료에 의한 입증은 Opicinius de Canastrius가 병을 치료하기 위하여 그의 미술 이미지를 어떻게 사용했는가를 기술한 작품에서 14세기로 거슬러 올라간다. 수세기 동안 미술의 유익함은 알려 졌지만, 미술과 치료는 각기 다르게 발달했고, 1900년대 초에 유럽에서는 정신의학에서 미술을 사용한 증거자료에 의해 입증되었다. 미술활동은 이렇게 언어를 사용하지 않고도 내담자와 상담자 사이에 상담적 커뮤니케이션이 가능하게 하고 타인에게 내담자의 내적 경험을 명확히 전달 할 수 있다. 이와 같이 미술치료는 비언어적커뮤니케이션 기법을 반복적으로 시행함에 따라 언어적 이미지와 시각적 이미지에서 지금까지 상실, 왜곡, 방어, 억제되어 있는 상황에서 명확한 자기성장기 자신의 세계관을 재발견 하게한다. 이를 통해 자기 동일화 및 자기 실현을 꾀하게 하며 치료 장면에서 미술매체 내담자치료사 및 내담자작품 내담자의 상호작용과 대상경험을 통해 새로운 자기 대상 경험을 하게 한다.

2. 미술치료의 장점

미술치료의 장점을 요약하면 다음과 같다.

첫째, 미술은 심상의 표현이다. 미술치료에서는 꿈이나 환상, 경험의 순수한 언어적 치료법에서처럼 말로 해석하기 보다는 심상으로 그려진다.

둘째, 미술치료는 비언어적 수단으로 내담자의 방어를 감소 시킬 수 있다.

셋째, 구체적인 자료를 얻을 수 있다.

넷째, 자료의 영속성이 있다.

다섯째, 미술은 공간성을 지닌다.

여섯째, 미술은 창조성과 신체적 에너지를 유발 시킨다.

3. 미술치료의 역사

미술과 치료는 Carl Jung에 의해서 제1차 세계대전에 결합되었고, 1920년대 독일의 정신의학자인 Hans Prinzhorn은 1890년에서 1920년까지의 기간 동안 정신병원에서 환자들이 그린 미술작품을 수집하여 정신질환자의 예술적 표현과 증상의 관련성을 이해하는 데 이용하였다. 미술치료는 Margaret Naumburg와 Florence Cane의 연구를 통해서 1940년대 말과 1950년대 초에 미국에서 한 분야로 연합되었고, 미술치료는 끊임없는 발전과정을통하여 계속 성장하였다. 미국에서는 미술치료 교육을 증진시키기 위해서 1969년에 미국미술치료협회를 설립 하였다. 미국미술치료협회에서는 자격이 있는 사람과 없는 사람을 구별하기 위하여 공인미술치료사(Art Therapist Registered)라는 명칭을 등록하였고, 'ATR' 로 표시하였다. ATR의 자격요건은 석사수준의 교육과 감독 받은 임상 경력을 모두 갖추어야 하고, 대학원을 졸업한 후, 1,000시간의 임상 감독을 받으면서 꾸준히 자신을 발전시키고 전문성을 확보해야만 ATR을 소지하고 치료를 진행할 수 있다.

우리나라의 미술치료 발전과정을 살펴보면, 1960년대부터 정신건강전문가들과 예술인들에 의하여 예술치료를 시행해 오다가 1982년 11월 15일에 한국임상예술학회가 창설되었고, 이후에도 미술치료 영역은 꾸준히 발전하였다. 많은 사람들이 미술치료를 치료의 한 요소로 인정하고, 관심을 갖기 시작 하였으며, 미술치료사라는 신종직업이 새롭게 부각되었다. 미술치료에 대한 관심과 발전을 통해, 국내에서 미술치료를 공부하고자 하는 사람들이 증가하였고, 1990년대 이후부터 미술치료 교육과정이 형성되었다.

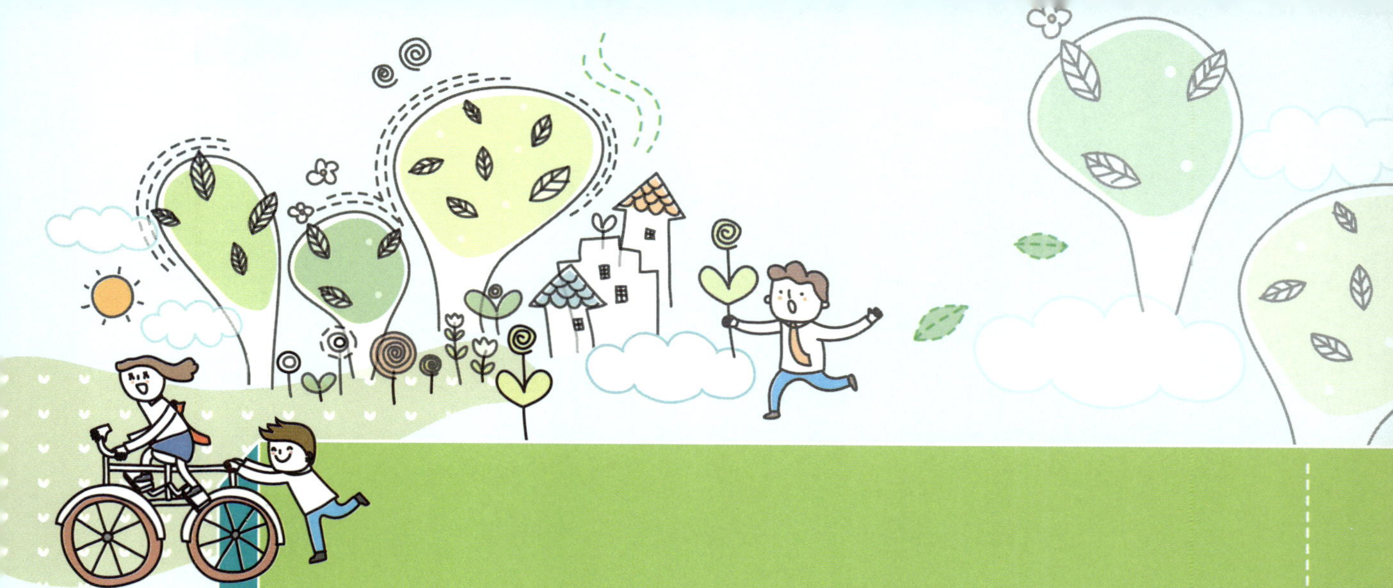

부 록

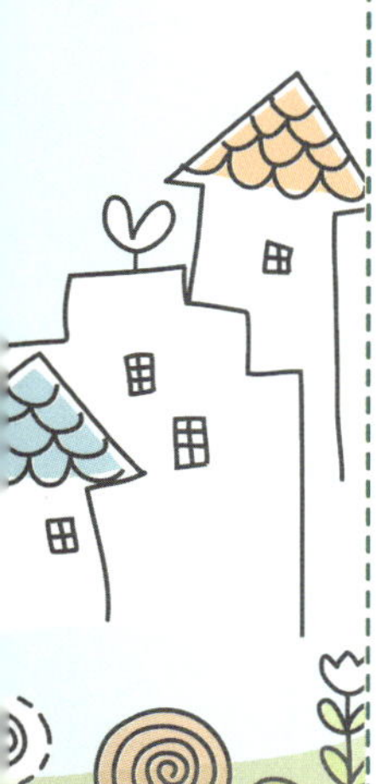

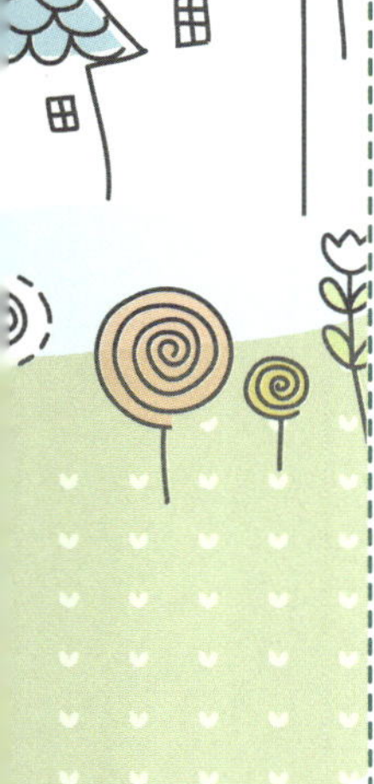

우울척도 설문지

		① 항상 그렇다	② 자주 그렇다	③ 가끔 그렇다	④ 아니다 거의 그렇지 않다
1	자꾸 슬퍼진다.				
2	스스로 실패자라는 생각이 든다.				
3	앞날에 대해 비관적이다.				
4	일상생활에서 만족하지 못한다.				
5	죄책감을 자주 느낀다.				
6	벌을 받고 있다는 생각이 들 때가 많다.				
7	나 자신이 실망스럽다.				
8	다른 사람보다 못하다는 생각이 들 때가 많다.				
9	자살을 생각한 적이 있다.				
10	평소보다 많이 운다.				
11	평소보다 화를 더 많이 낸다.				
12	다른 사람들에게 관심이 없다.				
13	집중력이 떨어지거나 결정을 잘 내리지 못한다.				
14	내 모습이 추하게 느껴진다.				
15	일할 의욕이 없다.				
16	평소처럼 잠을 자지 못 한다.				
17	쉽게 피곤해 진다.				
18	식욕이 떨어진다.				
19	몸무게가 줄었다.				
20	건강에 자신감이 없다.				
21	성생활에 대한 관심을 잃었다.				

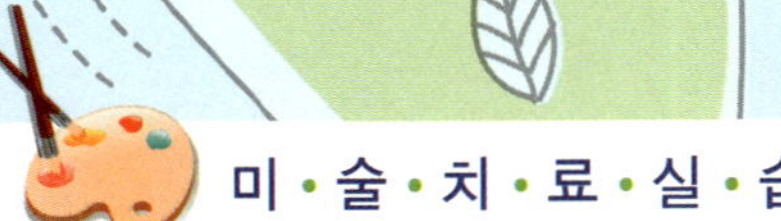

우울척도

우울척도는 고려대학교 안암병원 정신과에서 개발한 측정도구를 사용하였다. 채점 및 평가는 각 문항마다 4단계로, '항상 그렇다'는 3점, '자주 그렇다'는 2점, '가끔 그렇다'는 1점, '아니다' 또는 '거의 그렇지 않다'는 0점으로 처리한다. 모든 문항에 점수를 합산한 것이 자신의 총점, 합계가 21점 이상이면 전문의 상담이 필요하다고 규정하고 있다.

우울척도

우울척도의 방법은 20개 항목에 대해 표시한 숫자를 합하면 총점이 되며, 총점의 의미는 다음과 같다.

- 0~10점, 현재 우울하지 않은 상태이다.
- 11~20점, 정상적이지만 가벼운 우울 상태다. 자신의 기분을 새롭게 전환할 수 있는 노력이 필요하다.
- 21~30점, 무시하기 힘든 우울 상태이다. 우울 상태를 극복하기 위한 적극적인 노력이 필요 하며, 이러한 상태가 2개월 이상 지속될 경우에는 전문가의 도움을 받아야 한다.
- 31~45점, 심한 우울 상태다. 가능한 한 빨리 전문가의 도움을 받아야 한다.

학업스트레스 설문지

		항상 그렇다	그러는 편	보통	그렇지 않다	전혀 그렇지 않다
1	열심히 공부 해도 성적이 오르지 않는다.					
2	시험과목수가 많거나 시험범위가 너무 넓다.					
3	내용이 어려워 선생님의 설명이 이해가 잘 되지 않는다.					
4	공부를 해야 하지만 하기가 싫다.					
5	성적이 나빠서 가고 싶은 학교로 진학 할 수 없다.					
6	선생님의 인정을 받지 못한다.					
7	공부 하라고 가족 부모 형제가 강요 하거나 잔소리 한다.					
8	공부만 한다고 친구 들이 멀리 한다.					
9	교실이 복잡하고 책걸상이 불편하다.					
10	집에서 공부 할 수 있는 장소가 마땅치 않다.					
11	등 · 하교시 차가 복잡하다.					
12	부모의 기대 만큼 성적이 나오지 않는다.					
13	시험을 자주 친다.					
14	수업 시간이 지루하거나 재미가 없다.					
15	공부를 왜 해야 되는지는 모르겠지만 공부를 해야 된다.					
16	가정 형편으로 원하는 학교로 갈 수 없다.					
17	선생님이 편애나 차별대우를 한다.					
18	가족 중에 공부 하다가 모르는 것을 물어 볼 상대가 없다.					
19	성적이 좋지 않다고 친구들이 무시한다.					
20	학교에서 특별 교실이나 휴식공간이 부족하다.					
21	가정 형편이 어려워 참고서를 제대로 살 수 없거나 학원에 다닐 수 없다.					
22	학교 주변의 불량배로 인해 학교에 오는 것이 겁이 난다.					
23	성적이 나빠서 선생님이나 부모님께 꾸중이나 벌을 받는다.					
24	시험기간이 다가 온다.					
25	수업시간에 필요한 준비물이 많다.					
26	부모님이 학원이나 과외공부를 하라고 한다.					
27	자신이 원하는 진로 학교 직업이 부모님이 원하는 진로와 다르다.					
28	선생님이 나에게 관심이 없다.					

번호	문항					
29	부모님이 나의 성적이나 공부에 무관심하다.					
30	성적 때문에 친구와 경쟁한다.					
31	선배나 선도부가 위협하거나 간섭한다.					
32	집안일로 공부 할 시간이 부족하다.					
33	주위의 소음이나 공해로 공부에 집중이 되지 않는다.					
34	친구들 앞에서 시험점수가 공개 된다.					
35	내가 공부한 것 과는 다른 문제가 시험에 나온다.					
36	수업시간에 졸음이 온다.					
37	각 과목에 따라 효율적인 공부법을 모른다.					
38	진로에 대해 의논할 상대가 없다.					
39	선생님에게 인격을 무시 당하거나 벌을 받는다.					
40	부모님이 형 동생과 공부를 비교하거나 공부로 차별 한다.					
41	공부를 해야 되는데 친구들이 놀자고 한다.					
42	복장 머리 지각에 대해 단속 한다.					
43	부모의 싸움이나 가정 불화로 공부에 몰두할 수 없다.					
44	컴퓨터 게임이 하고 싶어서 공부가 잘 안된다.					
45	성적표를 받는다.					
46	시험문제가 어렵다.					
47	하루 수업 시간이 많다.					
48	공부 이외의 일 써클활동 종교활동 예체능 활동에 시간을 빼앗긴다.					
49	진로에 대한 정보가 부족하다.					
50	선생님께서 공부 하라고 잔소리한다.					
51	내가 공부 하는것에 대해 친구들이 지나치게 관여한다.					
52	부모님이 나의 성적을 남과 비교한다.					
53	시험문제를 푸는 시간이 모자란다.					
54	수업 시간 중에 질문이나 지적을 받는다.					
55	공부 때문에 다른 것을 할 시간이 없다.					
56	진학 할 것인지 직업을 가질 것인지 망설여진다.					
57	선생님마다 방식이 달라 적응이 잘 안된다.					
58	친구와 싸워서 공부가 안된다.					
59	성적이 떨어 졌다.					
60	시험지만 받으면 떨려서 분명히 알았던 것도 생각이 나지 않는다.					
61	수업 중 선생님의 질문에 답을 못한다.					

62	숙제나 과제가 너무 많다.					
63	경쟁자가 나보다 성적을 더 잘 받았다.					
64	자율학습이나 보충수업을 해야 한다.					
65	수업 시간에 친구가 장난이나 말을 건다.					
66	공부 하는 내용이 이해가 잘 되지 않는다.					
67	공부 잘 하는 학생이 자랑하거나 뻐긴다.					
68	운동장이나 옆 교실에서 나는 소음으로 선생님의 설명이 잘 안 들린다.					
69	공부하는 도중 다른 생각이 많이 난다.					
70	이성 친구로 인해 공부가 방해된다.					
71	선생님께서 성의 없이 가르친다.					
72	친구들이 폭행이나 협박한다.					
73	능력이 부족하여 장래에 하고 싶은 일을 할 수 없다.					
74	쉽거나 아는 문제를 실수로 틀린다.					
75	선생님이 무섭거나 엄격하다.					

학업스트레스 척도 검사의 하위영역별 문항구성

하위영역		문항수	문항번호
학사적 요소	성적	7	1, 12, 23, 34, 45, 52, 59
	시험	8	2, 13, 24, 35, 46, 53, 60, 74
	수업	11	3, 14, 25, 36, 47, 54, 61, 64, 65, 68, 71
	공부	9	4, 15, 26, 37, 48, 55, 62, 66, 69
진로요소		7	5, 16, 27, 38, 49, 56, 73
대인 관계적 요소	교사관계	7	6, 17, 28, 39, 50, 57, 75
	가족관계	4	7, 18, 29, 40
	친구관계	10	8, 19, 30, 41, 51, 58, 63, 67, 70, 72
환경적 요소	학교환경	4	9, 20, 31, 42
	가정환경	4	10, 21, 32, 43
	주위환경	4	11, 22, 33, 44
계		75	

　　원호택, 김순화(1985), 최해림(1984), Compas, Davis, Forsythe와 Wagner(1987), Sarason, Johnson과 Siegel(1978), Siegel과 Lewis(1984)의 연구결과를 기초하여 오미향, 천성문(1994)이 제작한 '학업스트레스척도' 의 학업스트레스 지각원인 75문항을 검사 도구로 사용하였다. 학업스트레스 지각원인은 4개의 하위요소 총5개의 문항으로 구성되어 있고 하위영역 별로 학사적 요소 35문항 대인관계적 요소 21문항 환경적요소 12문항 진로 요소 7문항으로 이루어져 있다. 총 5개의 문항에 대하여(절대 아니다부터 그렇다)에 이르는 5점 Likert척도로 평가하게 한다. 점수가 높아 질수록 학업스트레스가 높음을 의미한다. 이 척도의 Cronbach's α계수는 96이다. 학업스트레스 지각원인의 하위영역별 문항번호는 다음과 같다.

문 장 완 성 검 사(SSCT)

소속		학번		이름		성별	남 여	나이	세

※ 일러두기: 다음에 기술된 문장의 뒷부분이 빠져 있습니다. 각 문장을 읽으면서 맨먼저 떠오르는 생각을 뒷부분에 기록하여 문장이 되도록 완성하여 주십시오. 시간제항은 없으나 가능한 한 빨리 하여 주십시오.

1. 나에게 이상한 일이 생겼을 때

2. 내 생각에 가끔 아버지는

3. 우리 윗사람들은

4. 나의 장래는

5. 어리석게도 내가 두려워하는 것은

6. 내 생각에 참다운 친구는

7. 내가 어렸을 때는

8. 남자에게 대해서 무엇보다 좋지 않게 생각하는 것은

9. 내가 바라는 여인상은

10. 남녀가 같이 있는 것을 볼 때

11. 내가 늘 원하기는

12. 다른 가정과 비교해서 우리 집안은

13. 나의 어머니는

14. 무슨 일을 해서라도 잊고 싶은 것은

15. 내가 믿고 있는 내 능력은

16. 내가 정말 행복할 수 있으려면

17. 어렸을 때 잘못했다고 느끼는 것은

18. 내가 보는 나의 앞날은

19. 대개 아버지들이란

20. 내 생각에 남자들이란

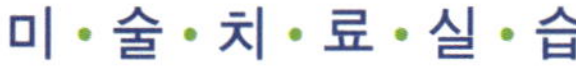

21. 다른 친구들이 모르는 나만의 두려움은

22. 내가 싫어하는 사람은

23. 결혼 생활에 대한 나의 생각은

24. 우리 가족이 나에 대해서

25. 내 생각에 여자들이란

26. 어머니와 나는

27. 내가 저지른 가장 큰 잘못은

28. 언젠가 나는

29. 내가 바라기에 아버지는

30. 나의 야망은

31. 윗사람이 오는 것을 보면 나는

32. 내가 제일 좋아하는 사람은

33. 내가 다시 젊어진다면

34. 나의 가장 큰 결점은

35. 내가 아는 대부분의 집안은

36. 완전한 남자상은

37. 내가 성교를 했다면

38. 행운이 나를 외면했을 때

39. 대개 어머니들이란

40. 내가 잊고 싶은 두려움은

41. 나의 평생 가장 하고 싶은 일은

42. 내가 늙으면

43. 때대로 두려운 생각이 나를 휩싸일 때

44. 내가 없을 때 친구들은

45. 생생한 어린 시절 기억은

46. 무엇보다도 좋지 않게 여기는 것은

47. 나의 성생활은

48. 내가 어렸을 때 우리 가족은

49. 나는 어머니를 좋아했지만

50. 아버지와 나는

스트레스 증세

〈아래의 질문은 최근 몇 주 동안에 경험하셨거나 느끼셨던 육체적 심리적 상태에 대해 물어본 것입니다. 해당되는 곳에 ∨표하여 주십시오.〉

문 항	항상 그렇다	그러는 편	보통	그렇지 않다	전혀 그렇지않다
1. 현재 매우 편안하며 건강하다고 느낀다.					
2. 생(삶)에 활력소가 필요하다고 느낀다.					
3. 기력이 떨어지고 건강이 나빠졌다고 느낀다.					
4. 병에 걸렸다고 느낀다.					
5. 머리가 띵하고 통증을 느낀다.					
6. 가슴이 죄이거나 압박감이 든다.					
7. 근래 하고 있는 일에 집중할 수 가 없다.					
8. 사람이 보는 앞에서 자신이 실패(좌절)하지 않을까 하는 두려움이 있다.					
9. 정신 상태가 혼란스럽고 오락가락한다.					
10. 땀을 많이 흘린다.					
11. 자다가 깨고 난 후 다시 잠을 자기가 어렵다.					
12. 잠자고 난 후에도 개운한 감이 없다.					
13. 매우 피곤하고 지쳐있어 먹는 것조차 힘들다고 느낀다.					
14. 근심 걱정 때문에 편안하게 잠을 자지 못한다.					
15. 정신이 맑고 깨끗하다고 느낀다.					
16. 기력(원기)이 왕성함을 느낀다.					
17. 잠이 드는 데 어려움을 느낀다.					
18. 밤이면 심란해지거나 불안해진다.					
19. 두렵거나 불쾌한 꿈을 꾼다.					
20. 신경이 예민하여 일을 할 수 없음을 느낀다.					
21. 스스로 바쁘게 일에 집중하며 살아가고 있다.					
22. 하는 일들이 오래 지체되고 있다.					
23. 평상시 일을 할 때 의욕이나 흥미를 잃고 있다.					
24. 개인적인 취미 생활에 흥미가 떨어지고 있다.					
25. 친구(동료)들과의 분쟁이나 문제 등이 있다.					
26. 평상시보다 집을 멀리하고 있다.					
27. 대다수의 사람들과 마찬가지로 자신을 잘 관리해 나간다고 생각한다.					
28. 전체적으로 볼 때 현재 자신이 하고 있는 일은 보람있는 일이라고 생각한다.					

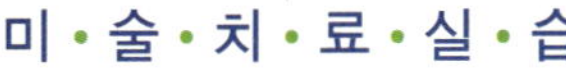

문 항	항상 그렇다	자주 그렇다	이따금 그렇다	전혀 그렇지 않다
29. 직장에서 일을 하거나 집안 일을 할 때 일이 지체되거나 늦어진다고 생각된다.				
30. 자신이 행한 일의 방법이나 절차에 만족한다.				
31. 자신의 주위에 있는 사람들에 대해 온정이나 정감을 느낄 수 있다.				
32. 다른 사람들과 쉽게 잘 어울린다고 생각한다.				
33. 많은 시간을 사람들과 대화하는 데 보낸다.				
34. 자신이 남에게 웃음거리가 되었을 경우 다른 사람들과 말하기가 두렵다.				
35. 일찍 잠에서 깨게 된다.				
36. 자신이 현재 쓸모 있는 역할을 담당하고 있다고 느낀다.				
37. 어떤 일에 대해 결정할 수 있다고 느낀다.				
38. 어떤 일에 바로 착수(시작)할 수 있다.				
39. 해야 하는 일들에 대해 두려움을 느낀다.				
40. 긴장 속에서 살고 있다고 느낀다.				
41. 닥친 어려움을 극복할 수 없다고 느낀다.				
42. 생존 경쟁 속에서 잘 살고 있다고 느낀다.				
43. 정상적인 일상생활을 즐길 수 있다.				
44. 일하는 것이 힘들게 느껴진다.				
45. 안절부절 못하거나 성질이 심술궂게 되어진다.				
46. 아무런 이유 없이 겁이 나고 공포감을 느낀다.				
47. 자신에게 닥친 문제를 해결해 나갈 수 있다.				
48. 모든 것(사람)에 비해 뒤져 있다고 생각한다.				
49. 사람들이 자신을 주시하고 있다고 느낀다.				
50. 불행하고 우울함을 느낀다.				
51. 자신에 대한 신뢰감이 없어지고 있다.				
52. 자신을 가치 없는 사람이라고 느낀다.				
53. 삶의 희망이 없다고 느낀다.				
54. 자신의 미래(장래)는 희망이 있다고 느낀다.				
55. 모든 것을 고려해 볼 때 행복감을 느낀다.				
56. 신경이 쓰이고 흥분됨을 느낀다.				
57. 삶을 살아갈 만한 가치가 있다고 느낀다.				
58. 자신이 파멸 당할지도 모른다는 생각이 든다.				
59. 죽고 싶어지거나 이 세상에서 사라져 버리고 싶은 생각이 든다.				
60. 자살하고 싶은 생각이 지속적으로 든다.				

스트레스 원인 설문지

문 항	매우 그렇다	그러는 편	보통	그렇지 않는편	매우 그렇다
1. 현재 맡고 있는 업무는 나의 적성과 잘 맞지 않은 것 같다.					
2. 나의 업무는 너무 지루하고 변화가 없어 따분하다.					
3. 지금 내가 하는 일은 나의 전공과 잘 부합되지 않는다.					
4. 여름에는 너무 덥고 겨울엔 추운 환경에서 일한다.					
5. 상관이 나의 능력을 인정해 주지 않는다.					
6. 상관의 지시에 일관성이 없다.					
7. 나는 현재의 직급에서 더 이상 승진할 가능성이 없다.					
8. 직장 분위기 상 나는 늘 이직을 생각하고 있다.					
9. 직장에서는 나에게 새로운 지식과 기술을 습득할 기회를 부여하지 않기 때문에 성장할 기회가 거의 없다.					
10. 일과 후나 주말에도 일해야 할 정도로 업무량이 많다.					
11. 내가 해야 할 일보다도 다른 많은 업무를 수행하고 있다.					
12. 업무량에 비하여 휴식 시간이 부족하다고 느낀다.					
13. 적절치 못한 업무분담으로 초과근무, 오랜 작업 시간을 요한다.					
14. 직장 내 근무환경이나 업무가 나의 건강에 영향을 미친다.					
15. 직장에서 나의 기술과 능력 이상의 업무실적을 기대한다.					
16. 나의 업무는 내가 가진 경험이나 지식에 비해 점점 더 어렵고 복잡해지는 것 같다.					
17. 일한 만큼의 보수가 주어지지 않는다.					
18. 가끔 이 직장에서 퇴출당할지 모른다는 생각이 든다.					
19. 새롭고 창조적인 일을 한다는 자부심을 가질 수 없다.					
20. 이 일을 수행함으로써 사회적으로 기여한다고 하는 생각이 없다.					
21. 직장상관과 동료 간에 화합이 되지 않는다.					
22. 휴식공간이 없어 육체적으로 너무 힘들다.					
23. 직장 분위기가 침체되어 있고 경쟁만을 요구한다고 생각한다.					
24. 빠른 업무 속도, 시간적 중압감이 있다.					
25. 업무에 너무 강한 집중을 요한다.					
26. 간혹 상관이나 고객으로부터 모순적 요구나 지시가 있다.					
27. 업무 자체가 지루하고 단조롭게 여겨진다.					
28. 일에 대한 의무와 가족에 대한 책임감에 갈등을 일으킨다.					
29. 개인적인 감정으로 인해 아동 지도와 수업에 지장을 준다.					
30. 소속 직원으로서의 능력을 유지하기 위한 새로운 지도방법이나 습득을 위해 계속 노력한다.					

스트레스 대처(적응)하는 방법 설문지

문 항	매우 그렇다	그러는 편	보통	그렇지 않는편	매우 그렇지 않다
1. 그 문제에 대해 다른 사람(친구, 선배, 친척)과 이야기를 나눈다.					
2. 그 문제를 더 잘 이해하기 위하여 자세히 분석해 본다.					
3. 과거의 경험에 의존한다.					
4. 점을 보러 간다든지, 자신이 믿는 종교의 힘에 의존한다.					
5. 운으로 돌리든지, 기적이 일어나기를 바란다.					
6. 그 일을 잊기 위하여 다른 일을 하거나 다른 활동에 몰두한다.					
7. 전문가에게 상담을 한다.					
8. 백일몽(공상, 상상)에 잠긴다.					
9. 자신을 반성하거나 그 상황을 좋은 면으로 생각하려고 노력한다.					
10. 욕이나 저주를 한다.					
11. 조용히 앉아서 그 문제에 대해 생각해 본다.					
12. 최선의 문제 해결 방법들을 시도해 본다.					
13. 잠을 못 이루거나 평소 때보다 더 오래 잔다.					
14. 전혀 이야기를 하지 않거나 식사를 하지 않는다.					
15. 그 문제에 대해 과장되게 큰소리로 떠벌린다.					
16. 수영, 탁구, 볼링 등의 운동을 한다.					
17. 목욕이나 사우나를 간다.					
18. 짜증을 내거나 물건을 던지고 때려 부순다.					
19. 음악, 영화, 연극, 운동 경기 등을 관람한다.					
20. 드라이브나 여행을 떠난다.					
21. 나와 유사한 문제를 가진 동료에게 찾아가 터놓고 이야 기한다.					
22. 새로운 신념과 용기와 긍지를 갖고 꿋꿋이 버티어 나간다.					
23. 인생에 있어서 중요한 것이 무엇인가를 재발견한다.					
24. 사람들과 어울리기를 피하고 혼자 있으려고 한다.					
25. 내 입장을 지키면서 바라는 바를 위해 싸운다.					
26. 내가 존경하는 분은 이런 때 어떻게 했을까를 생각해 보고 그대로 따른다.					
27. 문제를 객관적인 입장에서 생각해 본다.					
28. 노래방에서 노래를 부른다든지, 건전한 오락게임을 한다.					
29. 아무런 생각 없이 장시간 휴식을 취한다.					
30. 명상, 요가, 복식호흡 등 정신 훈련을 한다.					
31. 물건을 닥치는 대로 산다.					
32. 그 문제에서 무엇인가 바람직한 것을 얻어내려고 협상하거나 타협한다.					
33. 체념하거나 잊으려 한다.					
34. 술을 마시고 담배를 핀다.					
35. 큰 소리로 운다.					
36. 약물을 복용한다.					

미술치료 교안

주제		장소	
수업형태		일시	
학습목표			

도입	인사 동기 유발 학습 활동 안내		
전개	활동		
마무리	정리		

프로그램 회기 기록지

회기 월 일	성 명	연 령 세

프로그램명	
목표	
준비물	

활동과정	치료사의 언어 및 행동	내담자의 언어 및 행동	비고

내담자의 특이행동	

치료 평가	

다음 프로그램 계획	

HTP 검사 내용 분석지

집(HTP-H)

집		유무	표현의 특징	상징과 해석
주제				
필수 요소	지붕			
	벽			
	문			
	창문			
기타 요소				
그린 후의 질문				

나무(HTP-T)

나무		유무	표현의 특징	상징과 해석
주제				
필수 요소	줄기			
	가지			
	수관			
기타 요소				
그린 후의 질문				

사람(HTP-P)

남자상		유 무	표현의 특징	상징과 해석
주제				
성차의 표현				
필수 요소	옷			
	눈, 코, 입, 표정			
	몸통			
	팔, 다리			
	손, 발			
기타 요소				
그린 후의 질문				

여자상		유 무	표현의 특징	상징과 해석
주제				
성차의 표현				
필수 요소	옷			
	눈, 코, 입, 표정			
	몸통			
	팔, 다리			
	손, 발			
기타 요소				
그린 후의 질문				

〈미술심리치료의 이해 김옥경저 -검사지 참조〉

참고문헌

김선현(2008). 암환자에게 도움을 주는 미술치료. 학지사.

김옥경(2010). 미술심리치료의 이해. 대구한의대학교출판부.

김진숙(2008). 가족미술심리치료. 학지사.

김현희, 이동영(2011). 치료로서의 미술. 시그마프레스.

오연주(2010). 유능한 미술치료사 되기. 시그마프레스.

장연집, 강차연, 손승아, 안경숙(2010). 정신건강. 파란마음.

정여주(2008). 미술치료의 이해. 학지사.

정현희(2008). 실제적용 중심의 미술치료. 학지사.

조미영(2011). 미술심리치료의 이해와 실제. 파란마음.

최외선, 김갑숙, 서소희, 홍인애(2011). 미술치료 열두 달 프로그램.

최외선, 김갑숙, 최선남, 이미옥(2008). 미술치료기법. 학지사.

최외선(2006). 마음을 나누는 미술치료. 학지사.

홍은주(2010). 미술치료작업노트. 시그마프레스.

Ann & Barry Ulanov(1991). The healing imagination:the meeting of psyche and soul. 이재훈 역 (2005). 치유의 상상력. 서울:한국심리치료연구소.

DianeWaller(1993).GroupInteractiveArtTherapy.EriYoshida(2005). HajimeteArtTherapy, Tokyo:KawadeShoboshinsha. 이수미 역(2009). 행복한 미술치료. 서울:진선출판사.

Judith A Rubin(1999). ArtTherapy:An Introduction. 김진숙 역(2006). 미술치료학 개론. 서울:학지사.

Judith A Rubin(1984). THE ART OF ART THERAPY. 김진숙 역(2008). 예술로서의 미술치료. 서울: 학지사.

Judith A Rubin(1987). Approaches to Art Therapy:Theory and Technique. Brunner:Mavelinc & Mark Paterson. 이구동성 미술치료. 주리애 역(2001). 서울: 학지사.

LieslSilverstone(1997). ArtTherapy the Person-Centred Way:Artand the Development of the Person. 인간중심 미술치료. 주리애, 이재현 역(2009). 서울:학지사.

LisaB.Moschini(2005). Drowing theLine:ArtTherapy withtheDifficuit Client. 까다로운 내담자를 위한 미술치료. 김해정, 곽상훈 역(2010). 서울:시그마프레스.

Malchiodi,C.A.(1998). The ArtTherapy Sourcebook.Lincoln wood,IL:Los Angeles:Lowell House 미술치료. 최재영, 김진연 역(2000). 서울:조형교육.

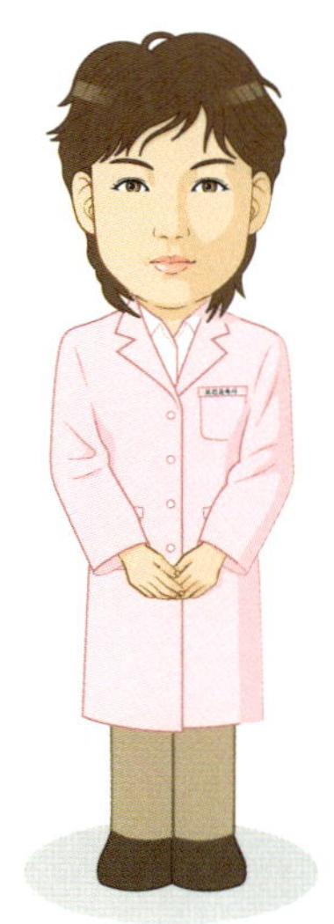

지은이 **오 선 영**

sunny7151@paran.com

대구과학대학교 보건교육사학과 전임강사
경북대학교 예술대학 미술학과 졸업
대구가톨릭대학교 보건과학대학 석사
대구한의대학교 일반대학원 보건학 박사
대한보건교육사회 사무국장
한국보건한의학회 총무

미술치료실습

첫째판 1쇄 인쇄 | 2012년 3월   5일
첫째판 1쇄 발행 | 2012년 3월 15일

지 은 이   오선영
발 행 인   장주연
출 판 기 획   최현정
발 행 처   군자출판사
등   록   제 4-139호(1991. 6. 24)

본   사   (110-717) 서울특별시 종로구 인의동 112-1 동원회관 B/D 6층
              Tel. (02) 762-9170   Fax. (02) 764-0209

ISBN 978-89-6278-535-7

정가 17,000원